妙食
用物

王惟恒／王君／王芳○编著

国医大师 李济仁○主审

U0339927

治百病

妙用山药

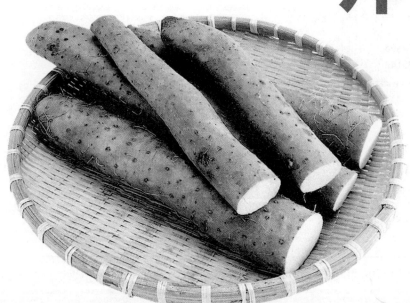

中国科学技术出版社
·北京·

图书在版编目（CIP）数据

妙用山药治百病 / 王惟恒，王君，王芳编著．—北京：中国科学技术出版社，2017.3（2024.6 重印）

ISBN 978-7-5046-7342-8

Ⅰ．①妙… Ⅱ．①王… ②王… ③王… Ⅲ．①山药－食物疗法－验方－汇编 Ⅳ．① R247.1

中国版本图书馆 CIP 数据核字（2016）第 312194 号

策划编辑	焦健姿　王久红
责任编辑	焦健姿　黄维佳
装帧设计	华图文轩
责任校对	龚利霞
责任印制	徐　飞

出　　版	中国科学技术出版社
发　　行	中国科学技术出版社有限公司
地　　址	北京市海淀区中关村南大街 16 号
邮　　编	100081
发行电话	010-62173865
传　　真	010-62179148
网　　址	http：//www.cspbooks.com.cn

开　　本	850mm×1168mm　1/24
字　　数	98 千字
印　　张	7
版　　次	2017 年 3 月第 1 版
印　　次	2024 年 6 月第 6 次印刷
印　　刷	河北环京美印刷有限公司
书　　号	ISBN 978-7-5046-7342-8/R·1971
定　　价	42.00 元

活 学 巧 用 食 材　　妙 治 各 科 百 病

《食物妙用系列丛书》

丛 书 编 委 会

主　审　国医大师　*新仲*　*李济仁*　[印]

主　编　王惟恒　李　艳

副主编　杨吉祥　张卫阳　王　君

编　委　王　君　王　芳　王惟恒　李　艳

　　　　张卫阳　汪　文　杨吉祥　胡　芳

　　　　黄　芳　董海燕　谭洪福

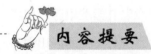

内 容 提 要

　　常言道"药补不如食补"，山药即为食补之佳品。山药富含胡萝卜素、多种维生素、淀粉酶及黏多糖等营养物质，既可作主食，又可作蔬菜，自古以来就被视为物美价廉的补虚佳品，并有"小人参"之美誉。本书分上、下两篇，上篇重点介绍了山药的来源、功效、应用常识等；下篇则介绍了多种疾病的山药疗法及山药防病治病良方。书中收载了编者从长期临床实践及文献资料中整理出的近500种方便实用的山药单方、验方、秘方，突出了简、便、廉、验的特点，适合广大读者阅读参考。

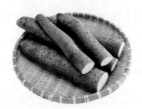

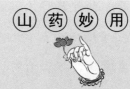

活学巧用食材 妙治各科百病

序

补虚固肾润五脏
延年益寿小人参

　　山药是现代家庭厨中常备的美食良药。山药人称"神仙之食"，古有"天然补肾王"之美誉。《神农本草经》认为山药是益肾延年之"上品"；清代名医张锡纯更说它"在滋补药中诚为无上之品"。《本草纲目》里说："山药益肾气，健脾胃，止泻痢，化痰涎，润皮毛。"山药能补肺、脾、肾，适合各种体质的人。它不热不燥，性味平和，食用后，不用担心腹胀、便秘等困扰。

　　山药有很高的药用价值。仅就笔者搜集的临床报道举例说明一二：山药合三子汤，可治老年咳嗽痰喘；煎液加冰糖服，能治溃疡性口腔炎；开水送服山药粉，可治肾气不足之遗尿症；配5%鸡内金研粉制丸，可治慢性腹泻、慢性肝炎、月经后期、男子遗精和小儿疳积；配菟丝子、补骨脂、益智仁，可治小儿遗尿；配苡米研粉，与鸡肝加醋蒸熟分服，可治小儿脾虚泄泻；配杜仲、苎麻根煮粥服，治先兆流产；鲜品捣白糖外敷，可治冻疮……似此等等，不胜枚举。诚可谓：家常山药是个宝，药食俱佳营养高；补肾健脾又抗癌，降糖降脂百病消！

《妙用山药治百病》内容丰富，切合实用，联系生活实际，有益于养生保健、防病治病。

所选验方力求方出有据，疗效可靠，取材容易，价格低廉，便于家庭操作，让山药真正发挥有病治病、无病强身的功效。

李济仁

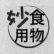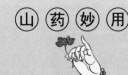

前　言

山药为薯蓣科蔓生草本植物薯蓣的根茎。山药既是滋补食品，又是补气中药，为药食两用之品，在卫生部公布的药食两用的品种名单中榜上有名。山药味甘性平，对肺、脾、肾均有气阴双补之功效，上能养肺以止咳喘，中能补脾以止泻痢，下能补肾以固精缩尿。气阴两虚证，轻者单用本品食疗即可奏效，症重者常与他药相伍方能收功。现代中医药学及食疗学常用山药作为中老年人的滋补品，并取得良好效果。

早在《神农本草经》即有山药的记载，被列为"上品"，并称其"补中益气，长肌肉，久服耳聪目明，轻身不饥，延年"。《名医别录》说它"补虚劳羸瘦，充五脏……强阴"。《本草纲目》认为，山药能"益肾气，健脾胃，止泻痢，化痰涎，润皮毛。"《本草正》说："山药能健脾补虚，滋肾固精，治诸虚百损，疗五劳七伤。其气轻性缓，非堪专任，故补脾肺必主参、术；补肾水必君萸、地；涩带浊须故同研；固遗泄伏菟丝相济。"

现代医学研究证实，山药含有皂苷、糖类、蛋白质、醇类物质、胆碱、淀粉酶、多酚氧化酶、多巴胺、黏液质、生物碱、多种维生素及矿物质等。

山药具有抗氧化（增强抗氧化酶活性）、增强免疫功能和抗肿瘤等作用。山药具有降血糖、降血脂等作用，并能促进肾功能的恢复，消除蛋白尿和促进肠蠕动。山药所含有的锌、锰、钴、铬等微量元素对促进老年人机体功能的增强十分有益。

现今，被视为补虚佳品的山药已被广泛种植，栽种者称家山药，野生者称野山药；中药材称淮山、淮山药、怀山药等。普通的山药块茎较小，其中尤以古怀庆府（今河南焦作境内，含博爱、沁阳、武陟、温县等县）所产山药名贵，习称"怀山药"，素有"怀参"之称。其中温县古称怀庆府，河南的铁棍山药属怀山药中的"极品"，曾为历代皇室之贡品，是可四季食用、老少皆宜的补品。1994年获巴拿马万国博览会金奖，畅销韩国、日本、新加坡、美国、德国等国家，享誉海内外。

时至今日，山药在我们国家的绝大部分地区都很常见，既是营养佳品，同时还有着巨大的药用价值。为了让广大人民群众更多地了解山药的神奇功效，更好地利用山药来防病强身、祛病延年，笔者特编写了这本《妙用山药治百病》的科普读物。

本书分上、下两篇，上篇介绍了山药的来源、功效、应用常识等；下篇介绍了多种疾病的山药疗法，列举了近500种妙用山药防病治病良方，凸显"简、便、廉、验"之特色，对于每一个家庭都非常实用，诚为广大读者防病强身、康复养生的良师益友。

编　者

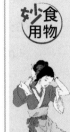
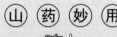

妙食用物　活学巧用食材　妙治各科百病　山药妙用

目　录

补虚固肾润五脏
延年益寿小人参

性味 · 功效 · 真伪鉴别 · 食用与保健养生常识 · 选购贮藏

上篇　山药古今纵横谈

下篇　妙用山药治百病

妙用山药治肺病 ··· 063

妙用山药治胃病

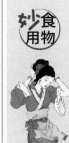

【医家论述】

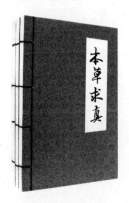

本草求真

◎ 山药，本属食物，古人用入汤剂，谓其补脾益气除热。然气虽温却平，补脾肺之阴，是以能润皮毛、长肌肉，不似黄芪性温能补肺阳，白术苦燥能补脾阳也。且其性涩，能治遗精不禁，味甘兼咸，又能益肾强阴，故六味地黄丸用此以佐地黄。然性虽阴而滞不甚，故能渗湿以止泄泻。生捣敷痈疮，消肿硬，亦是补阴退热之意。至于补阳消肿，补气除滞，理虽可通，语涉牵混，似非正说。至入汤剂以治火虚危症，难图近功，必多用之方愈，以其秉性和缓故耳。入滋阴药中宜生用，入补脾宜炒黄用。

——清·黄宫绣《本草求真》

美丽的传说——山药名称的来历

相传很久以前，有两个国家发生了战争，强大的国家把弱小的打败了。最后弱国军队只剩下几千人马，逃进了一座大山。强国军队攻到山下，由于山势陡峭，易守难攻，几次强攻未果。于是，他们便将这座山团团包围，坐等敌军粮绝投降。

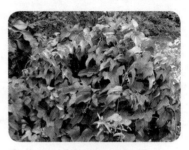

★ 山药植物原生态

一天、两天过去了，三个月、半年过去了，一年三百六十五天也过去了，弱国军队毫无动静。强国的指挥官算定败军一定是饿死了。

可就在一个夜晚，强军将士正在酣睡之时，突然，从山中冲出一支人强马壮的军队，给强军杀了个措手不及。弱者转败为胜，强者吃了败仗。

这是怎么回事呢？原来山

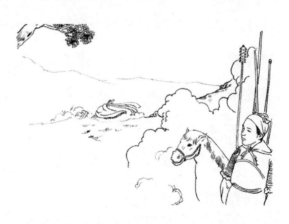

中到处长着一种草，地下的根茎呈圆柱状或棒状。士兵们在山上被困饿急了，就挖吃它的根茎。一吃，觉得味道还不错，挺甜，既充饥，又解渴。于是，人吃根，马吃茎，将近一年时间，人困马乏的军队变成了兵强马壮的劲旅。所以才能在敌人麻痹之时，出其不意，势如破竹，大获全胜。

将士们因为败走山林，遇到此草而转败为胜，就给它起了一个"薯（输）蓣（遇）"的名字；又有人说是在山里缺粮的时候遇到了它，又叫它"山遇"。后来人们渐渐发现，它不仅能像粮食一样滋养人，而且还能健脾胃、补肺肾，于是就将"山遇"改名为"山药"了。

在《西厢记》中也记载着一个故事。永和初年，有一采药人，来到衡山，道迷粮尽，只好到一崖下休息。忽见一老翁，看上去好像四五十岁那么年轻，对着石壁作书。采药人告之已饥，老者给他食物，乃薯蓣；并指教出山的路途。六日到家，还不知饥。方知为食物之奇珍。

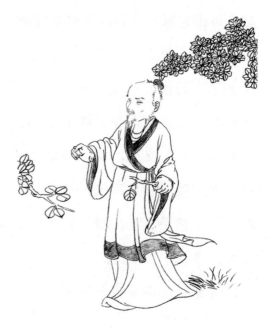

山药古今纵横谈　　山药名称及药用小考

　　山药始载于《神农本草经》，称之为薯蓣，被列为上品，在我国已有相当悠久的历史，《山海经》中就提到，"景山，北望少泽，其草多薯蓣"。早在周朝时期（约公元前 11 世纪）已有种植。据史料记载，自公元前 734 年薯蓣作为贡品进献周王室起，至清朝末年，一直作为进献历代王朝之品，被誉为"国药之宝"。考古发现敦煌石窟中即有应用薯蓣的记载。汉代张仲景的医著《伤寒杂病论》列有薯蓣丸，以之命名，可见在方中的重要。

　　关于薯蓣的作用及用法，《本草衍义》中提到：山药入药，其法，冬月以布裹手，用竹刀子剐去皮，于屋檐下风径处，盛竹筛中，不得见日色。一夕干五分，俟全干收之，惟风紧则干速。《名医别录》中提到：主头面游风，风头（一作"头风"）眼眩，下气，止腰痛，治虚劳羸瘦，充五脏，除烦热，强阴。《药性论》中提到：补五劳七伤，去冷风，止腰痛，镇心神，补心气不足，患人体虚羸，加而用之。《日华子本草》中提到：助五脏，强筋骨，长志安神，主泄精健忘。《普济方》中提到：

治心腹虚膨，手足厥冷，或饮过苦涩凉剂，晨朝未食先呕，或闻食即吐，不思饮食，此乃脾胃虚弱；山药一味，锉如小豆大，一半炒热，一半生用，为末，米饮调下。《本草正义》中提到：薯蓣能健脾补虚，滋精固肾，治诸虚百损，疗五劳七伤。第其气轻性缓，非堪专任，故补脾、肺必主参、术，补肾水必君萸、地，涩带浊须破故同研，固遗泄仗菟丝相济。诸丸固本丸药，亦宜捣末为糊。总之性味柔弱，但可用力佐使。

关于山药的名称，在我国历代多有变化。据一般资料介绍，薯蓣改名为山药是因为避唐、宋两个皇帝之名的缘故。如宋·寇宗奭的《本草衍义》所云："山药，本名薯蓣，因避宋英宗之讳、唐代宗之讳而改称山药"。果真如此吗？为了弄清这个问题，王焕华等曾查阅了一些历史资料：唐代李豫在位7年，即公元762—769年；宋英宗在位3年，即公元1064—1067年。假如真的为了"避讳"，那么，在762年和1064赵曙登基之前，在有关书籍上就不该有"山药"一词的出现。可是，在东晋大书法家王羲之的草书中已有了字词，后来又有唐代诗人韦应物"山药寒始华"的诗和文学家韩愈"山药煮可掘"的词。再者，在

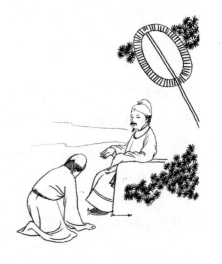

李豫与赵曙当政期间，有唐代咎殷所著的《食医心鉴》（公元847—859年）和宋代朝廷主持编纂的《太平圣惠方》（公元982—992年），以及比《本草衍义》还早30余年的《经史证类大观本草》（唐慎微1082年著）中，均称山药为薯蓣。试问，难道这些作者竟不知"避讳"一说而敢冒杀头之罪吗？由此观之，寇氏之说是难以成立的。关于这个问题，还有待史学家进一步考证。

【别名异名】暑预、藷（薯之古字）（《山海经》），薯蓣、山芋（《本经》），诸署、暑豫、玉延、修脆、儿草（《吴普本草》），山藷（《名医别录》），延草（《兼名苑》），薯药（《清异录》），淮山药（《饮片新参》），蛇芋、野山豆、山板术、白苕、九黄姜、野白薯、扇子薯、佛掌薯、白药子、土藷、山薯、白山药、山薯、淮山、淮山药、铁拐山药、铁棍山药。

【处方用名】山药、怀山药、生山药、炒山药等。

【产地】山药产于华北、华南（江西、广东、广西）、华中等地，但主产地在河南，古今均以河南怀庆府带（辖境相当于今河南修武、武陟以西，黄河以北地区）为最上乘，特称"怀山药"，与地黄、牛膝、菊花合称为"四大怀药"，久负盛名，畅销海内外（一说为尤以河南新乡地区产者为佳，称为怀山药；另说为河南温县、孟县、博爱、武陟等地古属怀庆府）。怀山药以河南怀庆之产者为极品，又称怀山、怀参、白山药等，较之其他地区的山药，粉性足，质坚实，颜色白，体粗直，搓之不裂，煮之不烂，蒸之不缩，补益力较强，素有"铁棍山药"美誉。

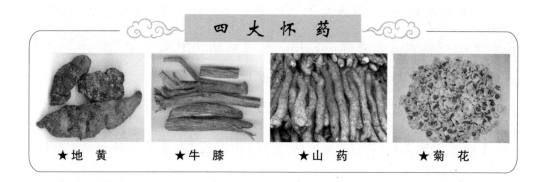

四 大 怀 药

★地 黄　　★牛 膝　　★山 药　　★菊 花

◎ 河南"铁棍山药"

【化学成分】山药含淀粉、薯蓣皂苷元、黏液质、胆碱、糖蛋白、游离氨基酸、止权素、多巴胺、盐酸山药碱、多糖、多酚氧化酶、儿茶酚胺、维生素 C，黏液质中含甘露聚糖和植酸 3，4- 二羟基苯乙胺；

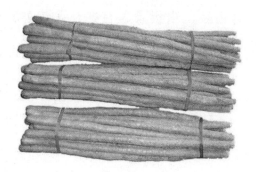

◎ 铁棍山药

有 19 种氨基酸和尿囊素，以及含铬、镍、锰、铁、锌、铜、钴、钙、钾、溴、碘、氯、硫等多种微量元素。

山药营养成分（每100克食用部分）	
成　　分	含　　量
蛋白质	9.4（克）
糖类	14.4（克）
铁	0.4（毫克）
维生素 E	0.44（毫克）
维生素 B_1	0.05（毫克）
脂肪	1.0（克）
钙	14.0（毫克）
锰	0.23（毫克）
胡萝卜素	3.8（微克）
维生素 C	5.0（毫克）
膳食纤维	1.4（克）
磷	34.0（毫克）
锌	0.95（毫克）
维生素 B_2	0.02（毫克）
硒	3.08（微克）

【性味归经】味甘，性平。归脾、肺、肾经。

【功效主治】健脾养胃，补肾涩精，补益肺气，血痹阻络，缓急解毒。适用于脾虚食少，久泻不止，肺虚喘咳，肾虚遗精，虚热消渴（糖尿病）带下尿频，淋浊等。

【配伍应用】

◎ 山药配白术，可健脾，对脾虚之食少腹泻、白带过多有效。

◎ 山药配吴茱萸，可补肾，宜用于劳嗽、遗精、尿频等。

◎ 山药配甘草，可健脾补虚；配地黄，益肾养精；配瓜蒌，生津止渴；配附子，温养下焦。

◎ 山药配半夏，可止呕；配赭石、龙骨、牡蛎，可治喘；配黄芪可治消渴；配芍，可药治痢；配薏苡仁、茯苓，可治黄疸；配玄参，可治下元亡阴之虚热；配石榴，可治滑泻。

◎ 山药配白术、党参、茯苓，可治脾胃虚弱，食少倦怠，腹胀便溏。

◎ 山药配鸡内金、焦白术、炒扁豆，可治小儿消化不良，纳差、腹胀、腹泻，面色萎黄，消瘦。

◎ 山药配芡实、白术、莲子，可治妇人脾虚湿胜，带下绵绵，色白不臭。

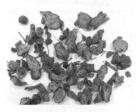

★ 白 术

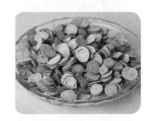

★ 甘 草

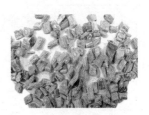

★ 党 参

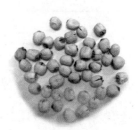

★ 莲 子

◎ 山药配黄柏、车前子、白果，可治妇人带下黄稠，并且有腥臭味。

◎ 山药配白术、玄参、牛蒡子等，可治肺之气阴不足，咳喘短气，无痰或痰少而黏。

◎ 山药配山茱萸、冬虫夏草、五味子等，可治肺肾两虚，肾不纳气之咳喘。

◎ 山药配熟地黄、山茱萸、牡丹皮，可治肾气不固之腰酸膝软，滑精梦遗，阳痿早泄。

◎ 山药配益智仁、乌药等，可治下元虚冷之小儿遗尿、老年人尿频、小便失禁。

◎ 山药配生黄芪、知母、葛根，可治气阴两虚之消渴病；配石膏、麦冬、天花粉等可治肺胃热甚之消渴病。

【现代研究】山药对实验性大鼠食醋脾虚模型有预防和治疗作用，对离体肠管运动有双向调节作用，能预防和治疗实验性小鼠糖尿病，延长寿命。山药水提液的体外实验表明，具有促进干扰素生成和增加 T 细胞数的

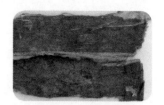

★ 黄 柏

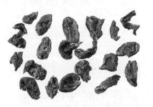

★ 山茱萸

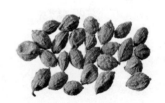

★ 益智仁

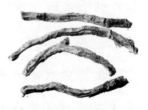

★ 知 母

作用。在实验性关节炎大鼠的研究中，山药水提液能显著抑制 Cu^{2+} 对 γ 球蛋白的变性作用，表明具有抗关节炎的作用。山药水提液还可消除尿蛋白，对突变细胞具有抑制产生的作用。此外，还有滋补、助消化、止咳、祛痰、脱敏作用。具体表现在以下几个方面。

◎ 健脾益胃、助消化

山药含有淀粉酶、多酚氧化酶等物质，有利于增强脾胃消化吸收功能，是一味平补脾胃的药食两用之品。不论脾阳亏或胃阴虚，皆可食用。临床上常用于脾胃虚弱、食少体倦、泄泻等病症。试验研究证实，山药能增强肠管节律性活动。

◎ 滋肾益精

山药含有多种营养素，有强健机体，滋肾益精的作用。大凡肾亏遗精，妇女白带多、小便频数等症，皆可服之。

◎ 益肺止咳

山药含有皂苷、黏液质，有润滑、滋润的作用，故可益肺气，养肺阴，治疗肺虚痰嗽久咳之症。

◎ 降低血糖

山药含有黏液蛋白，有降低血糖的作用，可用于治疗糖尿病，是糖尿病患者的食疗佳品。动物实验证实，给小鼠每日灌山药水煎剂，连续 10 日，可降低正常小鼠血糖。对四氧嘧啶引起小鼠糖尿病有预防及治疗作用，并可对抗由肾上腺素或葡萄糖引起的小鼠血糖升高。

◎ 延年益寿

山药含有大量的黏液蛋白、维生素及微量元素，能有效阻止血脂在血管壁的沉淀，预防心血管疾病，取得益志安神、延年益寿的功效。

◎ 抗肝性昏迷

近年来的研究发现山药具有镇静作用，可用于抗肝性昏迷。

◎ 防癌抗癌

山药有诱生干扰素的作用，具有促进干扰素生成和增加 T 细胞数的能力，可抑制肿瘤细胞增殖，是一味防癌抗癌的佳蔬良药。适宜于各种癌症病人食用，是所有癌症患者及放疗、化疗或手术后身体虚弱者的补虚佳品。研究发现，山药的萃取物可降低化疗不良反应，有保障癌症病人生活品质的作用。有研究指出，山药除具有抑制肿瘤细胞的作用外，还具有抗菌、抗氧化、壮阳等潜在的功效。

◎ 增强免疫功能

实验研究表明，山药制剂对小鼠细胞免疫和体液免疫功能均有较强的促进作用。

此外，据美国《健康》杂志报道，山药特殊的黏性成分，对中老年男性易患的前列腺增生（容易导致排尿不畅）可起到预防和治疗作用。而且山药中的黏性成分是由黏蛋白这种糖分和蛋白质的复合体构成的。黏蛋白具有激活雄激素的作用，因此，山药是患有前列腺增生男士的美食佳选。

【炮制方法】冬季茎叶枯萎时采挖，拣去杂质，用水浸泡至山药中心部软化为度，捞出稍晾，切片晒干或烘干。炒山药：先将麸皮均匀撒布于热锅内，俟烟起，加入山药片拌炒至淡黄色为度，取出，筛去麸皮，放凉（每100片山药片，用麸皮10斤）。《本草衍义》："山药入药，其法，冬月以布裹手，用竹刀子剐去皮，于屋檐下风径处，盛竹筛中，不得见日色，一夕干五分，俟全干收之，惟风紧则干速。"

庞国兴等报道，生山药、清炒、土炒、麸炒四种山药炮制品煎剂对家兔离体肠管节律性活动有明显作用。在肾上腺素产生紧张性降低时，给予四种山药煎剂能使肠管恢复节律，拮抗作用明显。在乙酰胆碱引起肠管紧张性增高时，给予四种山药煎剂均未见肠管紧张性下降或明显恢复节律性活动。四种山药对肠的作用差别，研究认为以清炒、生品、土炒略好。

山药生品多用于虚劳痰嗽及消渴，炒山药偏于补脾健胃。因本品富含淀粉，煎时宜浸后加火。若入沸水中，则外层熟糊，里心即使久煎亦不透水。

【附录】山药豆

山药的叶，腋间常生有肾形或卵圆形的珠状芽，叶上生，长圆不一；皮黄色，煮熟后变灰色，皮薄，肉白质细。又名"零余子"，俗称"山药豆"，有食补作用。山药豆味甘、性平，入脾、肺、肾经，其作用与

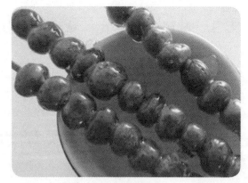

★ 山药豆

山药大致相同，能补肺益气，健脾补虚，固肾益精，益心安神，强志增智，滋润血脉，宁嗽定喘，轻身延年。

食法举例：

◎ 油炸山药豆：山药豆洗干净，加白糖、淀粉、鸡蛋清、调匀后加面粉摇成球，凉油热锅，文火炸熟。

◎ 糖雪球：先把山药豆煮好或将山楂洗干净。白糖加水熬成糖浆，加入山药豆或山楂，翻炒山药豆、山楂至表面裹满糖，再滚些白芝麻出锅，放在盘中冷却即可。

◎ 糖山药豆：山药豆蒸煮吃柔软可口，也可用于制作糖山药豆。制作时先把山药豆洗干净，随后入锅加水煮一下，捞出来。炒锅中加

入白糖和适量水，开火慢煮，直到糖汁浓了，放进山药豆，经过充分翻炒，使山药豆糖渍成为一粒粒时，便可出锅倒入盘里，这就是糖山药豆。放凉以后取食，粒粒糖山药豆酥脆、味甜、好吃。

上 篇

山药古今 纵横谈 中医学对山药的认识

山药在《神农本草经》中即已收载："薯蓣，味甘，温，主伤中，补虚赢，除寒热邪气，补中益气力，长肌肉，久服耳目聪明，轻身不饥延年。"《本经疏证》认为薯蓣之功用"惟下气、止腰痛、强阴三项为特出"，故又称之为"强阴"。现将其主要功效及临床应用价值分述如下。

山药能补虚祛风

东汉名医张仲景在《金匮要略·血痹虚劳》篇中说："虚劳诸不足，风气百疾，薯蓣丸主之。"这里的"虚劳诸不足"，指的是人体阴阳气血俱虚，卫外功能不足；"风气百疾"则是泛指风邪引起的疾病。此时专于攻邪则伤正气，专于补虚则邪滞不能出，当寓驱邪于扶正之中，故先以不寒不热，不燥不滑，兼擅补虚祛风之长的薯蓣为君。《名医别录》称山药"主头面游风，头风眼眩"；《本草纲目》以之为主制山药酒，以治"诸风眩运"；《药性论》说它"补五劳七伤，主冷风"等，均与仲景补虚、祛风之旨相吻合。

◎ 薯蓣丸（《金匮要略·血痹虚劳病脉证并治》）

【组成】薯蓣（山药）90 克，当归、桂枝、曲、干地黄、豆黄卷各 30 克，甘草 84 克，人参 21 克，川芎、芍药、白术、麦冬、杏仁各 18 克，柴胡、桔梗、茯苓各 15 克，阿胶 21 克，干姜 9 克，白蔹 6 克，防风 18 克，大枣 100 枚（为膏）。

【用法】上药 21 味，研末，炼蜜和丸，如弹子大。每次 1 丸，空腹时用酒送下。

【功效】补气养血，疏风散邪。

【主治】虚劳气血俱虚，阴阳失调，外兼风邪，头晕目花，消瘦乏力，心悸气短，不思饮食，骨节酸痛，微有寒热。

◎ 薯蓣酒（《本草纲目·谷部·第二十五卷》）

【组成】薯蓣（山药）250 克，山茱萸 50 克，五味子 25 克，人参 25 克，白酒 2000 毫升。

【用法】上述各药切片，共入纱布袋，浸于酒中，密封浸泡15日后饮用。每日2次，每次15毫升。

【功效】益气养精，健脾益肾。

【主治】治诸风眩运，益精髓，壮脾胃。现代常用于体虚、产后、病后所致的神疲乏力，头晕目花，心悸气短，腰痛足软，失眠多梦，腹泻遗精等症。

山药能益精固肾

肾气丸在张仲景《金匮要略》中所见者有5处：《中风历节病篇》用治"脚气上入腹不仁"；《消渴小便不利篇》用治"消渴，小便反多"；《血痹虚劳篇》用治"虚劳腰痛，少腹拘急，小便不利"；《痰饮咳嗽篇》用治"短气有微饮"；《妇人杂病篇》用治"转胞"，均以小便不利为主症，皆取其益精固肾以补虚。瓜蒌瞿麦丸之用薯蓣，乃取其温补下焦之虚冷。

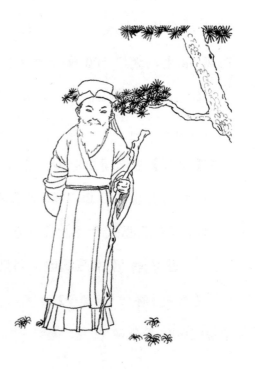

后世诸家亦赞其益精固肾之功。《大明本草》称山药"主泄精，健忘"；《本草纲目》称其"益肾气"；《太平圣惠方》用山药为末，煮糊，调米酒温服，治下焦虚冷，小便频数；《刘长春经验方》合麦粉作饼服，治肾虚精亏之无嗣症（男性不育症）；《儒门事亲》配茯苓等量，与麦粉做包子，治尿频、遗尿。

清代名医张锡纯的《医学衷中参西录》载用山药治五淋、小便频数、遗精白浊，均用本品为君。并说："阴虚小便不利者，服山药可利小便；气虚小便不摄者，服山药可摄小便；山药既能滋阴，又能固肾，以治淋证之淋涩频数，诚为有一无二之妙品也。"张锡纯还认为，用大剂量生山药（180克）煎服，甚至两日服3剂，为挽救险证之要药，凡阳气浮越或阴气下脱之证皆可用之。

◎ **肾气丸（《金匮要略·中风历节病脉证并治》）**

【组成】熟地黄24克，山药30克，山茱萸12克，泽泻9克，茯苓9克，牡丹皮9克，肉桂（后下）3克，制附片3克。

【用法】浓缩丸有售，每服12粒，每日2次。或水煎服，根据原方用量比例酌情增减，每日1剂，每日2次。

【功效】补肾化气。

【主治】用于肾气不足引起的腰酸脚软，少腹拘急，小便不利；或小便反多，入夜尤甚。重者身半以下常有冷感，阳痿早泄。舌淡而胖，脉虚弱，尺部沉细。

◎ 瓜蒌瞿麦丸（《金匮要略·消渴小便不利淋病脉证并治》）

【组成】瓜蒌根 60 克，茯苓 90 克，薯蓣（山药）90 克，附子 15 克（炮），瞿麦 30 克。

【用法】上五味，末之，炼蜜丸梧子大，饮服三丸，日三服；不知（如果效果不显），增至七八丸，以小便利、腹中温为知。

【功效】生津润燥，渗泄行水。

【主治】小便不利者，有水气，其人若渴。现代常用于治疗糖尿病（消渴）、淋证、水肿等。

山药能补脾止泻

《金匮要略》薯蓣丸之补虚，以补脾胃为主。《本草从新》说它"色白入肺，味甘，归脾，补其不足，清其虚热，润皮毛，化痰涎。姜汁拌炒，固肠胃，止泻痢。肺为肾之母，故又益肾强阴，治虚损劳伤，脾为心之子，故又益心气，子能令母实，治健忘遗精。性涩，生捣敷痈疮，清肿硬毒，色白而坚者佳"。《本草求真》说："山药，本属食物，古人用入汤剂，谓其补脾益气除热。然气虽温而却平，为补脾、肺之阴，是以能润皮毛、长肌肉，不似黄芪性温能补肺阳，白术苦燥能补脾阳也。"山药补虚，实以补脾为主。

明代医家张介宾《景岳全书·新方八阵》所载之养元粉，以山药配芡实、莲子、川椒、白糖调服，治久泻久痢。清代名医张锡纯《医学衷中参西录》用山药配白术、龙眼肉，治脾虚久泻；用薯蓣粥治久泻之肠滑不固；用山药送服三七粉、

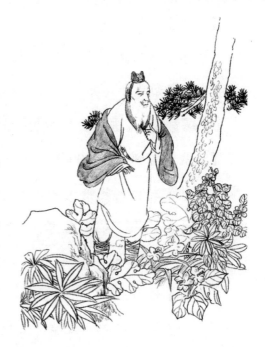

鸦胆子治久痢。《濒湖集验方》用山药配苍术等份，研末，以米饮冲服，治湿热虚泄等，均取其健脾之功。

◎ 养元粉（《景岳全书·新方八阵》）

【组成】糯米 700 克（水浸一宿，沥干，慢火炒熟），山药（炒）、芡实（炒）、莲子各 90 克，川椒（去目及闭口者，炒出汗，取细末）6 ～ 9 克。

【用法】上为细末。每日饥时以滚水 250 毫升，入白糖 3 匙化开，再入药末 30 ～ 60 克调服之。

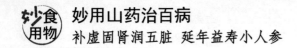

【功效】实脾养胃。

【主治】脾胃虚弱。张景岳说此方"大能实脾养胃气。"

【加减】如酌加人参、茯苓、白术、甘草、山楂肉各30～60克则更妙。

◎ 薯蓣粥（《医学衷中参西录》）

【组成】生怀山药500克。

【用法】将山药轧细过筛。上药一味，每次用药20～24克，或至30克。和凉水调入锅内，置炉上，不停地以箸搅之，两三沸即成粥服之。若小儿服，或少调以白糖亦可。

【功效】健脾润肺，平喘止泻。

【主治】阴虚劳热，或喘，或嗽，或大便滑泻，小便不利，一切羸弱虚损之证。

山药能补肺润肺

山药不燥不腻，补脾又兼补肺，故善治肺虚久咳。《药品化义》说："山药，温补而不骤，微香而不燥，循循有调肺之功，治肺虚久嗽，何其稳当？"《医学衷中参西录》即以山药与车前子同用治虚劳痰嗽；如属肺肾两虚之气喘，则山药兼补益肺肾，自属对证，常与五味子、山茱萸同用。

近代临床用山药屡有佳效。如山药合三子汤（紫苏子、白芥子、莱菔子），可治老年咳嗽、痰喘；煎液加冰糖服，能治溃疡性口腔炎；开水送服山药粉，可治肾气不足的遗尿症；山药配5%鸡内金研粉制丸，可治慢性腹泻、慢性肝炎、月经后期、遗精和小儿疳积；山药配菟丝子、补骨脂、益智仁，可治小儿遗尿；鲜品用白糖捣烂外敷，可治冻伤；配莲子、麦芽、茯苓研粉，与米煮糊服，可治疗小儿肠胃功能紊乱；配薏苡仁研粉，与鸡肝加醋蒸熟服食，可治小儿脾虚泄泻；《常见药用植物》用山药配杜仲、苎麻根煮粥服，治先兆流产；《医方新解》用山药配百合煮粥常服，用作肺结核患者的辅助治疗剂。

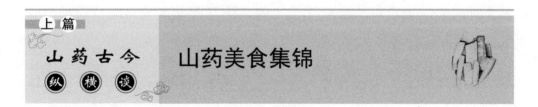

上篇

山药古今
纵　横　谈

山药美食集锦

　　从《红楼梦》枣泥山药糕谈起。

　　枣泥山药糕出自《红楼梦》第十一回，秦可卿病重，凤姐探病，秦可卿提到想吃枣泥山药糕——"（凤姐）于是和秦氏坐了半日，说了些闲话儿，又将这病无妨的话开导了一遍。秦氏说道：'好不好，春天就知道了。如今现过了冬至，又没怎么样，或者好的了也未可知。婶子回老太太、太太放心罢。昨日老太太赏的那枣泥馅的山药糕，我倒吃了两块，倒像克化的动似的。'凤姐儿说道：'明日再给你送来。我到你婆婆那里瞧瞧，就要赶着回去回老太太的话去。'秦氏道：'婶子替我请老太太、太太安罢。'"在贾府这样一个"白玉为堂金作马"

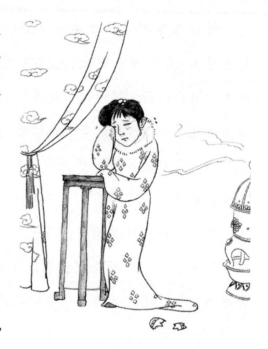

的富贵人家，山珍海味已是寻常之物，秦可卿却偏爱枣泥山药糕，可见必有其不同寻常之处。

在《红楼梦》里，出身寒门的秦可卿嫁入贾府之后，好强的心性和环境的压力，使她的身体日渐衰弱！为了帮助秦可卿恢复身体，贾母专门派人送去了这枣泥山药糕。

贾母送这道点心的时候，她还是有意识的送的，为什么呢？她知道秦可卿的病，所以才送这样的一道糕点。

那么，秦可卿到底得的是什么病，会让贾母都牵肠挂肚呢？

其实按照现代医学的观点，秦可卿当时实际上是属于月经不调。那为什么贾母会给秦可卿送去枣泥山药糕呢？难道这个枣泥山药糕和月经不调之间有什么关系吗？因为枣泥山药糕的主料就是山药和大枣，其实山药有治疗月经不调的作用，而且为中医所常用，这也是枣泥山药糕这道红楼美食的一个保健秘密。

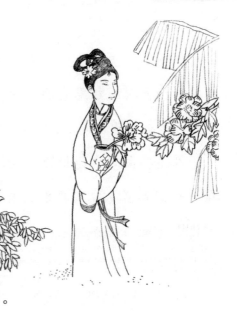

　　清代著名医家张锡纯在其所著的《医学衷中参西录》中就曾记载，他治过一个30岁的妇女，也是1年没有来月经，而且食欲不好，身体赢弱，他给她开了这样一道药膳，就是用山药切碎了煮粥喝，坚持了1个月以后，月经居然来了，而且身体越来越好，这个案例跟秦可卿特别像。

　　久卧病床不思食，活动量少了，胃口自然就不会好！而在新鲜的山药里，富含有一种叫消化酵素的物质，这种物质可以帮助人们对食物进行消化吸收。山药本身有补肾的功效，按现代医学理解是可以调整内分泌的，因此古代经常用于调经，治疗月经不来。此外，通过补肾、调节内分泌对于男性的性功能也有一个调整。现代研究发现，山药里含有像皂苷一类的物质，它可以很好地激发性功能，因此在元代有一位著名的御医叫忽思慧的，就制作过一道羊肉山药粥，用于治疗男子阳痿、早泄等男性功能障碍，确实也能收到很好的功效。

　　枣泥补血，山药补肾，合二为一，有助于留住健康和美丽！如果在迎宾的宴会上，在美酒佳肴之间，再摆上这么一道出自《红楼梦》的色香味美的营养糕点，一定会为您的餐桌增色不少！另外，这道枣泥山药糕的"糕"字，也有步步高（糕）升，吉祥如意之寓意！

附录：巧做枣泥山药糕

【原料】山药 500 克，大枣 400 克，玉米淀粉 100 克，白糖 20 克。

【制作方法】①将大枣放温水中浸泡 15 分钟；②将玉米淀粉放进微波炉，高火加热 2 分钟，待用；③山药去皮，切成小段，放在碟子里，撒上白糖，将山药和大枣放到

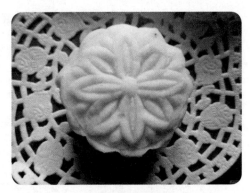

★ 枣泥山药糕

蒸锅里蒸 1 小时；④将山药稍稍放凉，放到搅拌机里打成山药糊，大枣放到一个筛子中，用勺子不断积压，过筛得到细腻的枣泥；⑤手上蘸一

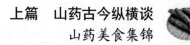

些玉米淀粉，拿一小块山药泥捏扁，放进枣泥，滚圆；⑥将滚圆的山药团放到玉米淀粉里滚一下，再放进饼模里压成形拿出来即可。

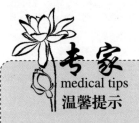

专家
medical tips
温馨提示

山药选用小妙招

◎ 山药要选用比较直、比较细的，这样的山药比较面。

◎ 削好的山药可以放在清水里浸泡，以防氧化变黑。

◎ 做好的山药枣泥糕可以放进保鲜盒，放到冰箱保存，并且要尽快食用完毕。枣泥山药糕热吃很软糯，冰过之后吃硬一些。

上　篇

山药古今
纵　横　谈

巧食山药养生保健

菜品类山药食谱

◎ 山药熘牛肉片

山药 500 克，牛肉 250 克，青蒜 1 支，高汤 1 杯，甘薯粉 1/2 汤匙；酒 1 茶匙，酱油 1 汤匙，盐 1 茶匙。制作方法：牛肉切片，加调味料腌渍半小时，再拌甘薯粉 1 汤匙备用。山药去皮，切小滚刀块；青蒜切斜片。山药加高汤及调味料煮滚 2 分钟，加入牛肉片，青蒜煮熟，最后勾芡即可。

◎ 土鸡炖山药

鲜山药 2000 克，鲜鸡块 1000 克。辅料：葱（切段）2 根，姜片 3 片，芝麻油、盐、胡椒粉各少许。制作方法：将山药切成段。用高压锅将鸡快煮至三成熟后倒入山药段，并加入辅料，再用微火烧 20 分钟即可。

◎ 山药炒肉片

鲜山药 200 克，里脊肉 300 克。辅料：胡萝卜 50 克，小黄瓜 50 克，葱（切段）2 根，姜片 3 片，盐、酒、胡椒粉各少许。药材：黄芪 15 克，防风 9 克，白术 6 克，大枣 10 颗。制作方法：将胡萝卜、小黄瓜用锯齿刀切段；药材加姜片用 4 碗水煮成 1 碗药汁备用；里脊肉切薄片，并加入所有调味料拌腌；油少许，炒香葱段后，放入肉片拌炒至变色；倒入山药、胡萝卜及小黄瓜，淋下药汁后加盐调味炒约 1 分钟即可。

◎ 咖哩山药

山药 1000 克，胡萝卜 2 条，洋葱 1 个，鸡胸肉 500 克，咖哩粉、太白粉各适量。制作方法：山药、胡萝卜去皮，切滚刀块，备用。鸡胸肉切小丁，加少许盐、太白粉略腌后，泡油肉变白盛起。起油锅，炒香洋葱，加入咖哩粉，再入胡萝卜、山药，续入少许水，焖熟之后，再放入鸡胸肉，最后以太白粉勾芡即可。

◎ 山药五彩虾仁

山药 500 克，虾仁 250 克，豌豆荚 2 汤匙，胡萝卜半条。盐、味精、酒、胡椒粉各适量，糖、醋、太白粉、香油各少许。制作方法：山药、胡萝卜去皮，浸入盐水中片刻。沥干，切长

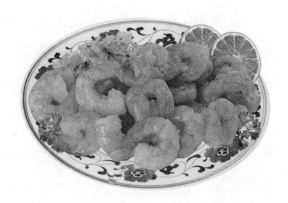

条波浪块，入滚水中汆烫，再泡水备用。虾仁洗净，以盐、味精、酒、胡椒粉拌匀腌 20 分。虾仁泡油捞起。最后把山药、胡萝卜、虾仁起油锅，

爆香同炒片刻，加入太白粉，等汤汁稍干，放入豌豆荚，再淋上香油即可。

◎ 红烧山药

后腿肉 1000 克，山药 1000 克，葱 3 支，蒜头 5 颗。调味料：油 6 大匙，酱油 5 大匙，冰糖少许，胡椒粉少许。制作方法：后腿肉切约 3 厘米块状，油烧热，入油锅炸后捞起备用。山药切块状，入油锅过油后捞起备用。葱切大段，入油锅炸后捞起。先将肉、葱段、蒜头置锅中加入调味料后加热，沸后小火炖 2 小时，再加入山药焖 20 分钟，即有下饭的好菜了。

◎ 山药烩海鲜

山药 250 克，海参 1 只，生干贝 10 粒，胡萝卜 10 片，香菇 5 朵，四季豆 60 克。调味料：蚝油 1/2 大匙，盐 1 小匙，醋 1/2 小匙，色拉油 1/2 大匙，水 2 碗，香油 1 小匙，太白粉少许。制作方法：山药切片，海参洗净切斜刀状备用。香菇切半。将葱、香菇入油锅爆香，加入胡萝卜略炒，放 2 碗水，待水开，加入材料及调味料再待水开，加入四季豆略煮，用太白粉勾芡，起锅时加香油即成。

◎ 山药排骨汤

山药 1500 克，排骨 250 克，姜 6 片。调味料：盐 1/2 茶匙，味精

1/4 茶匙。制作方法：山药去皮，洗净切滚刀块。排骨去骨水，再加入 6 杯水，煮沸 10 分钟，加入山药块、姜片一起煮至山药熟透，加入调味料即可。

◎ 山药炒羊肉

山药 300 克，羊肉（里脊）300 克，姜片酌量，辣椒片酌量，太白粉、盐、蛋白、酱油、糖、味精、酒、胡椒粉、香油各适量。制作方法：山药去皮，洗净去皮切片，用热水汆烫过备用。羊肉切片，用蛋白、盐、太白粉腌过后放冰箱醒一下。起油锅 5 ～ 6 分热，将羊肉过油备用。再起油锅将姜、辣椒入锅内爆香，加入调味料、高汤，再加入姜片、辣椒片焖约 2 分钟，接着再调料翻炒一下勾芡，淋上香油即可。

◎ 山药鱼头汤

鳙鱼头 400 克，山药 150 克，豌豆苗 50 克，海带 50 克，植物油 15 克，盐 3 克，味精 2 克，胡椒粉 2 克，姜 8 克。制作方法：将鳙鱼头洗净、去鳃；山药去皮，洗净切块；海带打结备用。锅内倒油烧热后，下鱼头煎至两面微黄时取出。另起一锅放入水和鱼头、山药、海带结、姜片。大火煮开后转小火慢熬 30 分钟。再放入豌豆苗煮 2 分钟，放入盐、味精、胡椒粉即可。

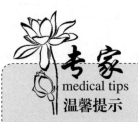

专家
medical tips
温馨提示

认识鳙鱼

鳙鱼，民间称为胖头鱼，又叫大头鱼，是中国著名四大家鱼之一。此鱼鱼头大而肥，肉质雪白细嫩，是鱼头菜肴的首选。尤其是鳙鱼的头部有美味可口的"葡萄肉"，最让人喜爱。鱼脑营养丰富，所含的鱼油中富含多不饱和脂肪酸，主要成分就是日常所说的"脑黄金"。这是一种人类必需的营养，

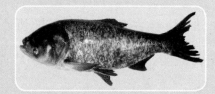

主要存在于大脑的磷脂中，可以起到维持、提高、改善大脑功能的作用。另外，鱼鳃下边的肉呈透明的胶状，富含胶原蛋白，能够对抗人体老化及修补身体细胞组织，由于水分充足，所以口感很好。鳙鱼属高蛋白，低脂肪，低胆固醇鱼类，对心血管系统有保护作用。富含磷脂及改善记忆力的脑垂体后叶素，特别是脑髓含量很高，常食能暖胃、祛头眩、益智商、助记忆、延缓衰老，还可润泽皮肤。

中医学认为，鳙鱼性温、味甘，具有补虚弱暖脾胃的功效。鳙鱼肉能疏肝解郁、健脾利肺，补虚弱、祛风寒、益筋骨，可用于咳嗽、水肿、肝炎、眩晕、肾炎和身体虚弱者的食疗。此方配以山药，有补肾健脾，益智强身之功。

甜点类山药食谱

◎ 芝麻山药条

山药 200 克，芝麻（炒香）30 克，白糖适量。制作方法：将山药切成条。锅上中火，放油至五成热，下山药炸透。锅底留油，将白糖下锅烧开，炒到能拔出丝时把山药下锅，挂匀糖汁，撒上芝麻，装在抹油的盘里。功效：滋补肝肾，乌须黑发。对眩晕症、弱视、耳鸣、头发早白均有疗效。

◎ 蜜汁山药

山药 250 克，白糖、香油、蜂蜜、桂花酱、花生油等各适量。制作方法：将山药洗净，放入蒸锅中蒸透取出，削去皮，切成长片。净锅放中火上，倒入花生油，烧至七成热时，放入山药，炸 3～5 分钟，捞出。锅中留底油烧热，放白糖 50 克，炒糖成鸡血红色；加入开水 200 克，与蜂蜜、白糖烧沸；加桂花酱，用漏勺捞出渣子，再放微火上；待汁浓缩后（约 5 分钟）倒入山药，颠翻几下，使蜜汁裹满山药，盛入盘中即可。功效：健脑益智，滋阴补血。

◎ 蜜桂花山药泥

山药 250 克，蜜桂花、柿子汁各适量。制作方法：山药削去皮洗净，切成小段平摊在盘子里；蒸锅里水烧开后，把装着山药的盘子放在蒸锅里开蒸，蒸到山药完全变软就可以了；蒸好的山药拿出来稍微凉一下，用饭勺将山药全部压烂成泥状，也可以放入保鲜袋里用面棍擀压成泥；把压成泥的山药装在保鲜袋的一角处，并挤紧。再把袋子角处剪一个小洞。准备一个盘子接着，将山药往洞外开挤，想挤什么造型都可以；挤好造型后，在上面先后浇上柿子汁、蜜桂花。

◎ 拔丝山药

山药、绵白糖。制作方法：山药削皮后切滚刀块。起油锅，将油烧到六成热，把山药块下锅炸成金黄色，捞出备用。下一步的关键是熬糖汁：起炒锅，锅内加水半勺，加绵白糖300克左右，武火烧开，转调文火。不断搅拌，使白糖充分融化。这时，锅内冒起细密的气泡，这是水分在蒸发，要不断搅动。待水分蒸发完毕，糖汁由白色变为浅黄、又变为中黄色时，把炸好的山药倒入锅内翻动，使之沾匀糖汁即可装盘。装盘时，要在盘底抹一层油，这样不沾盘，也容易洗刷。吃的时候，夹起一块，拉出丝，在空中略停顿，再拉，丝就断了。备一碗冷水，可以蘸冷水再食用，外面糖汁就变得光滑甜脆，别有风味。

按："拔丝山药"这道甜点，还有一个古老的传说——故事发生在唐朝。相传有一天，李密邀魏徵饮宴，商议如何攻占荥阳。李密要快攻，速战速决，魏徵就是不提攻打荥阳之事，李密十分着急，又拿他没办法。正在纳闷之时，厨师端上一盆色泽金黄的菜肴，李密下筷就吃，随即"哎哟"一声，唇边已烫起个血疱。此时，厨师又送上一碗凉水，魏徵夹起山药往凉水中一涮，然后放入口中，并叫李密也照此法品尝。李密一吃，香甜脆嫩十分可口——这道菜就是"拔丝山药"。李密吃着这道菜，顿悟"心急吃不得热豆腐"的道理，随即冷静下来，与魏徵一起周密策划作战计划。结果一举攻下荥阳，活捉守城主帅王世充。

粥食类山药食谱

◎ 珠玉双宝粥

山药 500 克，薏苡仁 200 克，橘饼 25 克。制作方法：橘饼切成小块。先将薏苡仁煮至烂熟，再将山药切成小丁，放入锅中一同煮成粥，最后将橘饼放入煮好的粥中即可。疗效：补肺、健脾、养胃，适用于阴虚内热、劳嗽干咳、大便泄泻、食欲减退等一切脾肺气虚的症状，作为慢性调理之用，以 5～7 天为 1 个疗程，每天分 2 次服用。

◎ 山药牛肉粥

肥牛片 120 克，山药 120 克，米 100 克，水 6 杯，生抽 1 汤匙（15毫升），料酒 1 汤匙（15毫升），盐、姜丝、香菜各适量。制作方法：

米洗净后,放入电饭煲中,加入 6 杯水,选择煮粥 1 小时键,开始煲粥。将山药洗净,去皮后切成小丁,放入加有粥和 1 小匙白醋的水中浸泡(这样做不仅可以去掉山药里的黏液,还可以保持山药不变色)。然后,用清水冲洗干净。等粥 1 小时煲完后,打开电饭煲,加入山药丁,再一次选择煮粥 1 小时,继续煲粥。

牛肉片中加入生抽和料酒拌匀后,在第二次煲粥的 30 分钟后,加入粥中。等电饭煲完成工作,一道美味的粥也就诞生了。起锅前加盐调味,撒上姜丝和香菜即可了。

◎ 山药萝卜瘦身粥

白米 1 量杯,山药 300 克,白萝卜 1/2 根,水 10 杯,芹菜末少许,盐、胡椒粉、香菜各适量。制作方法:将白米洗净沥干、山药和白萝卜去皮洗净切小块;锅中加水 10 杯煮开,放入白米、山药、白萝卜稍微搅拌,至再次煮沸时,改中小火熬煮 30 分钟。加盐拌匀,食用前撒上胡椒粉、芹菜末及香菜即可。

◎ 山药薏米芡实粥

芡实 30 克,薏苡仁 50 克,大米 100 克,山药 100 克。制作方法:芡实提前 1 天用清水泡发;薏苡仁和大米提前泡发 1 个小时;山药洗净,去皮,切成小粒,泡在清水里;以上所有原料混合,淘洗净,添加适量的清水；电饭煲摁下粥键即可；程序结束，可以保温 15 分钟左右出锅，效果更好。功效：健脾益胃，补肾益精，祛湿利水，益寿延龄。

◎ 山药除湿粥

山药 300 克，红豆、薏苡仁各 150 克，茯苓 75 克；调味料：冰糖 1 ～ 2 大匙。制作方法：山药洗净，去皮，切成丁块；薏苡仁、茯苓均洗净，泡水 1 小时，移入电锅中煮 4 小时，取出备用。红豆洗净，泡水 1 小时，放入锅中，加入适量的水以大火煮开，改小火继续煮 10 分钟，熄火焖 1 小时；加入所有材料再以大火煮开，转小火煮 15 分钟，熄火焖 30 分钟；最后加入冰糖调味即可。

注意：调味时可以以红糖取代冰糖，虽然粥的颜色会比较暗沉不好看，但却具有调理经期不顺及减少白带的作用。

◎ 山药枸杞粥

山药 600 克，米 1/2 杯，枸杞子 5 克，面粉 1 杯；调味料：冰糖 1 大匙。制作方法：枸杞子洗净；山药洗净，去皮，磨成泥，放入碗中，加入面粉拌匀成面团，以汤匙舀入沸水中煮至浮起，捞出备用。米洗净，放入锅中，加入 5 杯水煮开，改小火煮成粥，加入枸杞、煮熟的山药丸子及盐，略煮 1 ～ 2 分钟即可。山药枸杞粥可以增进生理活性，迅速恢复体力，消除疲劳，口味清爽，低脂、高养分，帮助新陈代谢而达到美容目的，

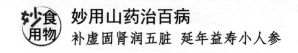

并有降低血糖及胆固醇、抗肿瘤的功效。女性更年期宜多食用。

注意：此粥可以以红砂糖调味成甜粥，女性在生理期间食用，有调经和美颜的作用。

◎ 山药葡萄粥

山药 50 克，莲子 50 克，葡萄干 50 克。调料：白砂糖 5 克。烹饪方法：将山药片、莲子、葡萄干同煮 20 分钟熬成粥，加白糖食用。制作提示：也可将山药片、莲子、葡萄干同煮，蒸烂成泥时，加白糖食用。

营养提示

◎ 粳米

粳米能提高人体免疫功能，促进血液循环，从而减少高血压的机会；粳米能预防糖尿病、脚气病、老年斑和便秘等疾病；粳米米糠层的粗纤维分子有助胃肠蠕动，对胃病、便秘、痔等疗效很好。

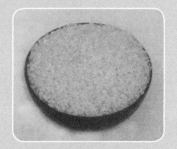

★ 粳　米

◎山药

山药含有皂苷、黏液质、胆碱、淀粉、糖类、蛋白质和氨基酸、维生素 C 等营养成分以及多种微量元素，且含量较为丰富，具有滋补作用，为病后康复食补之佳品。山药可促使机体 T 淋巴细胞增殖，增强免疫功能，延缓细胞衰老，常服山药可延年益寿。山药中的黏多糖物质与矿物质相结合，可以形成骨质，使软骨具有一定弹性。山药含有丰富的维生素和矿物质，所含热量又相对较低，几乎不含脂肪，所以有很好的减肥健美的功效。山药所含黏蛋白能预防心血管系统的脂肪沉积，防止动脉硬化。食用山药还能增加人体 T 淋巴细胞，增强免疫功能，延缓细胞衰老。

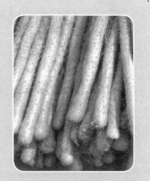

★ 山　药

◎ 葡萄干

葡萄干含有蛋白质、少量维生素以及丰富的钾、钙、镁、铁等矿物质和大量葡萄糖，是儿童、妇女及体弱贫血者的滋补佳品，可补血气、暖肾，治疗贫血、血小板减少；对神经衰弱和过度疲劳者有较好的补益作用。

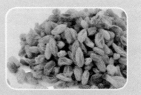

★ 葡萄干

◎莲子

莲子含有丰富的蛋白质、糖类、烟酸、钾、钙、镁等营养元素，具有防癌抗癌、降血压、强心安神、滋养补虚、止遗涩精等功效。

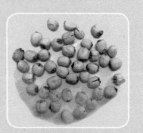

★ 莲　子

山药酒及药膳类

◎ 山药酒

方一：鲜山药350克，黄酒2000毫升，蜂蜜适量。制作方法：先将山药洗净、去皮，切片，备用；再将黄酒600毫升倒入砂锅中煮沸，放入山药，煮沸后将余酒慢慢地添入；山药熟后取出，在酒汁中再加入蜂蜜，煮沸即成。特点：健脾益气、主治虚劳咳嗽、痰湿咳嗽、脾虚咳嗽或泄泻、小便频数等症。须注意：外感咳嗽忌服。

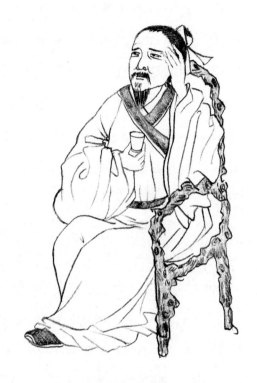

方二：怀山药、山茱萸、五味子、灵芝各15克，白酒1000毫升。制作方法：将前4味置容器中，加入白酒，密封，浸泡1个月后，过滤去渣，即成。功用：生津养阴、滋补肝肾。主治：肺肾阴亏之虚劳痰嗽、口干少津、腰膝酸软、骨蒸潮热、盗汗遗精等症。用法：口服。每次服10毫升，日服2次。（《药酒汇编》）

◎ **海狗肾人参山药酒**

海狗肾 2 只，人参 100 克，山药 100 克，白酒 500 毫升。用法：海狗肾洗净，切成片；人参、山药洗净，切成片。同置瓶中，加白酒，密封 1 个月，分次饮用。功效：温肾壮阳。主治：阳痿，属命门火衰型，伴肢冷体寒，五更泄泻，小便清长者。

◎ **鹿茸山药酒（原名鹿茸酒）**

好鹿茸（30 克，去皮，切片）15 克，干山药（为末）30 克。制备方法：上药用生薄绢裹，好酒 1 瓶，浸 7 日后开瓶饮酒。用法用量：饮酒，每日 3 盏（约 30 毫升）为度。酒尽再用酒 1 瓶浸。功效：补益保健，壮阳填精。主治：虚弱阳事不举，面色不华，小便频数，饮食不思。（明·《普济方》）

◎ **枸杞山药酒**

方一：枸杞 100 克，怀山药 300 克，白酒 500 毫升。浸泡 7 日后饮用。每次 10～20 毫升，每日 3 次。可以滋补肝肾、益气生津，用于腰膝酸软、头晕目眩、精神不振、消渴等症。

方二：枸杞子 1500 克，怀山药 500 克，黄芪、麦冬各 200 克，生地黄、细曲各 300 克，糯米 2000 克。制作方法：将前 5 味加工成粗末，置砂锅中，加清水 300 毫升，加盖，置文火上煮数百沸，取了待冷，备用，将细曲（酒曲）压细，备用再将糯米加水浸，沥干，蒸饭，待冷，入药，曲拌匀置容器中，密封置保温处，如常法酿酒。14 日后酒熟，去渣，贮瓶备用。用法：口服。每次服 20 毫升，日服 3 次。功用：滋补肝肾、益气生津。主治：腰膝酸软、头晕目暗、精神不振、消渴等症。（《药酒汇编》）

◎ 石斛山药酒

山茱萸 60 克，怀牛膝 30 克，石斛 120 克，山药 60 克，熟地黄 60 克，白术 30 克，白酒 3000 毫升。制作方法：将上述药材捣成碎末，装入纱布袋内；放入干净的器皿中，倒入白酒浸泡，加盖密封；14 日后开启，去掉药袋，过滤后即可服用。用法与用量：每次 10～20 毫升，每日 3 次，将酒温热空腹服用。功效：补肾，养阴，健脾。主治因阴虚体弱而致的腰膝酸软、体倦乏力、食欲缺乏、头晕目眩等症。（《民间验方》）

◎ 山药鸽肉药膳汤

山药 5 克，玉竹 10 克，麦冬 10 克，枸杞子 5 克，鸽子 1 只。制作方法：先将汆过的鸽子肉放入锅中煎炒，然后加入高汤或开水；水煮沸后将肉捞至汤罐中，再把洗净的药料放入锅中，煮熟后将汤倒进罐中，文火煮 9 分钟；出锅前加入盐、味精、鸡精等调味料，这道汤就大功告成。特点：中医学认为天为阳、地为阴，而鸽子体内吸收了大量的自然阳气，故鸽肉可以治疗肾精不足引起的身体虚弱；而山药、玉竹和麦冬的合用，又能起到滋养肺阴的作用，这道汤特别适合大病之后的病人。

　　山药中含有大量的蛋白质、各种维生素和有益的微量元素、糖类。此外还含有较多的药用保健成分，如黏多糖、尿囊素、山药素、胆碱、盐酸多巴胺等，是营养价值很高的药食同源食品，有健脾、补肺、固肾、益精等功效。近年来的研究结果表明，山药黏多糖具有一定的药理活性，它可刺激或调节免疫系统，作为增强人体免疫能力的保健食品。

◎ 山药炖羊肉药膳方

　　羊肉、山药各 250 克，枸杞子 15 克，当归、川芎、黄芪、生姜各 3 克，盐、黄酒、味精各适量。山药去皮洗净切块，羊肉切片。把枸杞子、当归、川芎、黄芪、生姜用纱布裹好，并与山药、羊肉、食盐、黄酒及适量的水一同放入砂锅中，先用武火烧开，再用文火炖熟，然后加味精适量即可食用。有补益气血阴阳之功，能预防心血管系统疾病的脂肪沉淀、能防止动脉硬化过早发生、提高关节

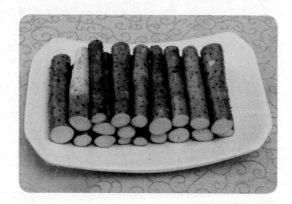

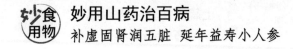
软骨弹性，并具有补血、养颜、强身、通便等作用。

◎ 山药麦冬药粥方

山药 50 克，麦冬、党参、五味子各 15 克，粳米 100 克，红糖少许。先以麦冬、党参、五味子加水适量，煎取浓汁去渣后，并与山药、粳米一同加入锅中，煮至粥熟，加红糖少许和匀即可，早晚服食，1 日服完，可经常服用。有补肺气、益肺阴之功。适用于肺虚久咳及虚喘。

◎ 山药花粉饮

山药 50 克，葛根 30 克，天花粉、生黄芪、肥知母各 15 克，生甘草 6 克。将上述诸药一同放入砂锅中加适量水浸泡 20 分钟，以武火煎沸后继续以文火煮 15 分钟，煎汁滤过即可饮用。有补气、养阴、止渴的作用，可用于治疗糖尿病。

◎ 山药龙眼炖甲鱼

山药片 30 克，龙眼肉 20 克，甲鱼 1 只（约重 500 克）。制作方法：先将甲鱼宰杀，洗净去内脏，连甲带肉加适量水，与山药片、龙眼肉清炖至熟。用法：食用时，吃肉喝汤。功效：滋阴潜阳，散结消积，补阴虚，清血热。适用于肝硬化、慢性肝炎、肝脾大患者。

◎ 山药茯苓糕

中老年人体质虚弱、体倦乏力、食欲不佳者，取山药粉 100 克，莲子粉 50 克，薏米粉 50 克，茯苓粉 30 克，白术粉 20 克，有健脾益胃、补中益气的作用。将诸药粉加白糖适量，搅拌均匀后加适量发酵粉和水，蒸熟后切块随意食用。

◎ 淫羊藿山药面

鲜山药 400 克，蒸熟去皮，捣成泥状；淫羊藿（又名仙灵脾）15～20 克，水煎去渣，取药汁与龙眼肉 100 克加水同煮，煮好后加入适量酒和酱油调味，与山药泥搅拌调匀，将汤煮成米汤状，分别装入 5 个大碗内作面汤用，将煮熟的面条乘热放入汤内调和食用。淫羊藿有增强性功能用健脑之效，加之龙眼肉为增智、益脑、养神之物，配之以山药，故本品有健脑强身、增强记忆力之作用，还宜于性功能低下者食用。

◎ 山药韭杞汤

中老年人肾阳不足、腰膝酸软、胃寒肢冷、性功能低下者，用山药 30 克，枸杞子 20 克，韭菜子 15 克，羊肉 100 克，有补肾壮阳、增强性功能的功效。羊肉洗净切为小块，与诸药共同炖煮 1 小时，加调料适量，食肉喝汤。

◎ 山药鲤鱼补虚汤

山药 50 克，鲤鱼 1 条，龙眼肉 15 克，枸杞子 15 克，大枣 4 枚，红糖 25 克，料酒 100 克。制作方法：把鲤鱼收拾干净，切成数段，加入以上各种原料，然后放入炖盅，加盖，隔水用文火蒸煮 3 小时即可。食用：全部作料和汤均可食。每隔 2 天食用 1 次，连吃数次，则能补虚健身。

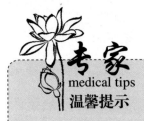

专家 medical tips 温馨提示

本药膳益气补血、健脾滋肾。其中，除前面说过的山药的食疗作用以外，鲤鱼也富有食疗作用，民间多用于产妇和久病之人的补品，大枣健脾养胃，桂圆肉养心补血，枸杞子滋肾益精，共同烹制，从而产生很好的补益作用。

本品以补血为主，兼补五脏。主要用于产后体虚、久病体弱、思虑过度、劳伤心肺、失眠健忘、眩晕乏力等，有很强的补虚之力。也可用于糖尿病患者的温补食疗。

注意事项：湿热症、腹胀不消、大便溏稀者不宜。

◎ 山药党参羊肉汤

羊肉 750 克，怀山药 50 克，党参 25 克，桂圆 15 克，枸杞子 10 克，生姜 2 片。制作方法：羊肉洗净，切成大块，用开水煮约 5 分钟，捞起沥干水分。山药、党参、枸杞子、生姜等浸后分别洗净，并将山药、党参切成厚片，再将所有用料放入煲中，加水 3000 毫升，煮沸后小火煲 180 分钟左右。煲好后，除去药渣，加入植物油、精盐等调味服食。功效：补中益气，温中暖下，益气补阳。用于气虚体弱。

◎ 山药参芪鹌鹑汤

鹌鹑 1 只，猪排骨 300 克，党参 25 克，黄芪 25 克，怀山药 25 克，大枣 12 枚。制作方法：鹌鹑宰杀后，去其头、爪、内脏，斩成 4 块；猪排骨洗净，斩成大块，大枣去核。再将所用料入煲中，加水 2500 毫升，先用大火煲 30 分钟，再用中火煲 60 分钟，后用小火煲 90 分钟。汤煲好后，放适量熟油、精盐、味精等调味服食。功效：补中益气，补精填髓，益气养血，用于气虚体弱。

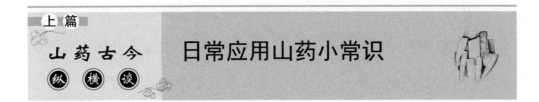

上 篇
山药古今
纵 横 谈
日常应用山药小常识

如何选购与保存山药

蔬菜市场上的山药主要为长柱种，产于河南、陕西、山东、河北等地。无论购买什么品种，块茎的表皮是挑选的重点。表皮光洁无异常斑点，才可放心购买。发现异常斑点绝对不能买。因为，只要表皮有任何异常斑点，就说明它已经感染病害，食用价值降低了。市场上常常出现假山药（指干品）。不少人买时没发现山药是假的，煮时才发现，原来是木薯冒充的。

◇ **怎样辨别真假山药呢?**

◎ 看"心线"

山药片中间没有心线，而木薯片中间有心线，尽管心线很小，但只要认真观察，就能看出来。有的木薯片因为削得薄，晒干后，心线往往会掉出去，不过，心线掉了，会留下一个小洞。如中间有小洞，一定是木薯片。

◎ 看边缘

山药的皮很薄，削片时都会将皮削干净。而木薯皮比山药皮厚许多。一些拇指般大的木薯，因为太小，剥皮困难，制假者往往不会花工夫去剥皮，所以，削成干片后，边上就会存留着厚皮。凡有厚皮者，必是假山药。

◎ 手摸辨别真假

山药干片含淀粉很多，用手摸时，感觉比较细腻，会有较多的淀粉粘在手上。木薯虽然含淀粉量也很大，但它的粗纤维比山药多，手摸感觉比山药粗糙，留在手上的淀粉也比较少。

◎ 煮后辨别法

山药一般容易煮烂，而木薯很难煮烂。煮后的山药有一种烂、粉的口感，而木薯的口感比较硬。

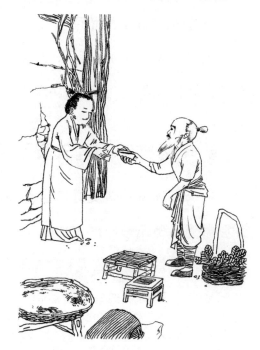

好的山药外皮无伤，带黏液，断层雪白，黏液多，水分少。皮可鲜炒，或晒干煎汤、煮粥。去皮食用，以免产生麻、刺等异常口感。

◇ **新鲜山药的保存**

新鲜山药容易跟空气中的氧产生氧化作用，与铁或金属接触也会形成褐化现象，所以切开山药最好用竹刀或塑料刀片，先在皮上画线后，再用手剥开成段。切口处容易氧化，可以先用米酒泡一泡，然后以吹风机吹干，促使伤口愈合，再用餐巾纸包好，外围包几层报纸，放在阴凉墙角处即可。山药切片后需立即浸泡在盐水中，以防止氧化发黑。

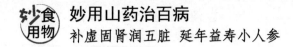

◇ 散装铁棍山药储存条件

干燥通风条件下可以长期保存，切记不能让其发芽，发芽的山药会产生微量的毒素，切勿食用。

怎样给山药去皮不手痒

不少人给山药剥皮时，出现过敏症状，双手都会感到非常痒，而且会抓哪儿哪儿痒，严重的甚至出现红肿、刺痛。在给山药刮去外皮时手为什么会痒？原因是：黏液里含植物碱，接触皮肤会刺痒。山药皮里的皂角素弄得手部非常痒。

较好的办法是把山药外皮洗干净后，最好戴个手套，或在手上套个保鲜袋，然后再削皮。或是准备一锅开水，洗净山药后，直接丢入水中烫煮一下。这样，山药皮基本熟了，原有的过敏原被破坏，再接触就不会过敏了。而且，山药在起锅之后，只要用菜刀由上而下轻轻划一刀，就能轻松地除去外皮。但要注意煮的时间不要过长，而且最好整根煮，不要切开。

如果之前没有采取措施，已经出现手痒的症状，可以尝试以下几种方法。

◎ 先把手洗净，然后在手上抹醋，连指甲缝里也别落下，过一会儿这种瘙痒感就会渐渐消失，这是由于酸碱中和的原因。

◎ 也可以在火上烤一下，反复翻动手掌，让手部受热，这样能分解渗入手部的皂角素。但要注意安全，不要烧伤皮肤。

◎ 把手放在大米里反复地搓，也能缓解瘙痒感。

◎ 使用之前可以先用清水把手冲洗下，然后抹干水渍，涂上一点风油精，并加以轻轻擦拭，痒感就会慢慢消除。

另外，曾因接触山药出现手痒症状的人，应避免皮肤直接接触山药；如果皮肤干燥而出现皲裂或皮肤有破损时，更容易出现刺痛反应，也要避免接触。

 ## 哪些人不宜食用山药

◎ 有湿热实邪者不宜多服。湿胜中满或积滞者不宜单独使用。

◎ 山药不适合那些胸腹胀满或者大便干结的人。

◎ 山药属根茎类食物，淀粉量较高，其血糖指数为 51，故糖尿病患者每次食用量不宜过多，100 ～ 150 克即可。

◎ 消化性溃疡和肝硬化患者，应选用蒸、炖等烹饪方法，忌爆炒和醋熘。

◎ 胃肠道不好的人吃山药时，不要同时服用小苏打片等碱性药物，这是因为小苏打能使山药中的淀粉酶失效，破坏其他营养成分。

◎ 服糖皮质激素时不宜食用山药。因为山药含糖较高，糖皮质激素能促进蛋白质分解，加强糖原异生，并抑制外周葡萄糖的分解。可间隔一定时间后再吃。

◎ 山药与甘遂不要一同食用，因此，服用中药甘遂时勿食山药。

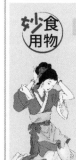

【医家论述】

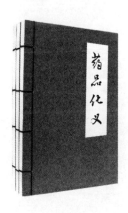

◎山药，温补而不骤，微香而不燥，循循有调肺之功，治肺虚久嗽，何其稳当。因其味甘气香，用之助脾，治脾虚腹泻，怠惰嗜卧，四肢困倦。又取其甘则补阳，以能补中益气，温养肌肉，为肺脾二脏要药。土旺生金，金盛生水，功用相仍，故六味丸中用之治肾虚腰痛，滑精梦遗，虚怯阳痿。但性缓力微，剂宜倍用。

——明·贾九如《药品化义》

下 篇
妙用山药
治 百 病

山药防治感冒良方

健康专家通过研究发现山药中的低聚糖具有很好的免疫增强作用，可预防感冒，山药中所含的脱氢表雄酮也具有强化免疫功能、提高记忆力、镇静催眠、延缓骨骼肌肉老化、预防动脉硬化等多种延缓衰老的作用。

感冒后体虚宜食用山药粥

◎ 有些体质虚弱的人在感冒痊愈后，仍然会有乏力、精神倦怠、食欲不佳等表现，这个时候就应该选用一些具有平补作用的食物进补一下。山药"不燥不腻"，可以说是平补的最好选择，体质虚弱的人在感冒病愈后不妨经常食用山药粥。取山药60克，粳米100克。把山药剥皮后切成小块，与粳米一同放入水中煮熟，加入适量白糖即可食用，每天喝上一小碗就可以了。

阴虚感冒宜食用甲鱼炖山药

◎ 甲鱼 1 只，山药 40 克。制作方法：先将甲鱼用开水烫后，去内脏及头，切块。山药洗净与甲鱼共放锅内，加水适量，大火煎开，慢火再煎 45 分钟，至甲鱼肉烂熟即可。用法：饮汤吃甲鱼肉，一日分 2 次服食。功效：滋补肝肾，补益脾肺。适用于阴虚感冒，症见口干、腰酸、气短、头晕、舌质淡红、舌苔薄干等。

兔肉炖山药治脾肺气虚之感冒

◎ 兔子 1 只，山药 50 克，食盐、味精、生姜各适量。制作方法：先将兔子去皮、爪、内脏，洗净，切块；山药洗净，与兔肉共放锅内，加适量水，大火煎开，慢火再煎 45 分钟，至兔肉熟烂，加入适量食盐、味精、生姜调味即可。用法：饮汤吃兔肉，每日食 2 次。功效：滋阴，健脾，养肺。适用于阴虚肺脾不足之易于感冒，症见口干、神疲乏力、气短、自汗、舌质淡红、脉细等。

鸽肉山药玉竹汤治阴虚感冒

◎ 白鸽 1 只，淮山药 30 克，玉竹 20 克。制作方法：白鸽洗净入锅，加山药、玉竹、清水适量，煮至鸽肉烂熟后，放入食盐、味精调味即可。
用法：每日1次，食肉喝汤，可常服。功效：养阴益气，滋补肝肾。适
用于阴虚体弱易于感冒，症见口干、腰酸、乏力、气短、自汗、舌质
淡红等。

下篇 妙用山药治咳喘

山药百合蒸乌鸡治慢性支气管炎久咳

◎　山药50克，百合30克，乌骨鸡1只，葱2根，食用油、盐、
料酒各适量。制作方法：将乌鸡宰杀，去毛剖腹，洗净滤干，放入大瓷
盆中，背朝下，腹朝上。将洗净的山药、百合放入鸡腹内，再放入内脏、葱，
淋上料酒、盐、油，最后将鸡头弯入腹内，用白线将鸡身扎牢。用旺
火隔水蒸120分钟，至鸡肉酥烂，离火即可食用。服法：佐餐食，日服
2次。功效：健脾，养肺。适用于慢性支气管炎肺脾不足，症见反复咳嗽、
神疲乏力、食少便溏等。

山药粥治劳伤咳喘

◎ 生怀山药 30 克，白糖少许。将山药轧细筛，调入凉水，边煮边搅，两三沸即成，加少许白糖调味，服食；补脾止泻，补肾收摄，治劳伤咳喘、脾虚泄泻，以及一切羸弱虚损之病。

蜜枣扒山药治肺虚久咳

◎ 山药 1000 克，蜜枣 10 个，板油丁 100 克，白糖 350 克，桂花汁、湿淀粉、熟猪油各少许；制作方法：山药洗净，放入锅内，加清水淹没山药为度，用旺火煮；待山药较烂时捞起，去皮，用刀剖成 6 厘米长，3 厘米宽的长方形，拍扁；蜜枣一剖两半，去核待用；接着将大汤碗内涂抹上熟猪油，碗底排上蜜枣，再排上一层山药，夹一层糖、板油丁，逐层放至碗口，撒上糖，扣上盖盘，上笼蒸 1 小时左右，然后取下，翻身入盘；将炒锅上火，滤入盘内汤汁，放清水 100 克、白糖 150 克和少许桂花汁烧沸，用水淀粉勾芡，起锅浇山药上即成。功效：补肾润肺。适用于肺虚久咳、脾虚腹泻、神疲体倦、四肢无力、久食补肾强身。

黄精山药炒鸡丁治虚喘久咳

◎ 黄精 30 克，山药 50 克，乌骨鸡 250 克，葱 2 根，食用油、盐、料酒各适量。制作方法：先将黄精洗净，煎煮取汁备用。乌鸡洗净切丁，山药洗净切成小块。将炒锅加油上火，烧热后将乌鸡丁倒入炒至将熟，加入山药和黄精汁，稍炒，加葱花、食盐、料酒调味，即可食用。服法：佐餐食，日服 2 次。功效：健脾，补肺。适用于慢性支气管炎肺脾两虚，症见咳喘日久，神疲气短，乏力，病易反复者。

 ## 山药止咳饮润肺止咳

◎ 山药 60 克，生鸡蛋 150 克，甘蔗汁 50 毫升，酸石榴汁 20 毫升。制作方法：将山药去皮切成薄片，放入砂锅内加水适量，煎煮 30 分钟，稍凉后，过滤取汁。在山药汁中加入甘蔗汁、酸石榴汁、蛋黄，煮沸即可。功效：此方具有健脾益肺、滋阴益精之功效。适用于肺阴虚干咳少痰。

山药黄精粥治慢性支气管炎久咳

◎ 山药 30 克，黄精 30 克，粳米 100 克。制作方法：将前 2 味药洗净，入锅，加水适量，煎煮 30 分钟，去渣取汁。粳米淘净，入锅，加适量水及药汁，用文火熬至粥成即可。服法：此为 1 日量，日服 2 次。功效：健脾，养肺。适用于慢性支气管炎肺脾两虚，症见久咳乏力、易于感冒、自汗、食少便溏者。

黄芪沙参山药粥治气阴两虚之久咳

◎ 黄芪 30 克，南沙参 30 克，山药 30 克，粳米 100 克。制作方法：将黄芪、沙参、山药洗净，入锅，加水适量，煎煮 40 分钟，去渣取汁。粳米淘净，入锅，加适量水及药汁，用文火熬至粥成即可。服法：此为 1 日量，日服 2 次。功效：益气健脾，养阴润肺。适用于慢性支气管炎气阴两虚，久咳不已，痰少而黏，气短乏力，易于感冒者。

山药党参苏子粥益气平喘

◎ 山药 60 克，党参 15 克，玉苏子 9 克，粳米 100 克。制作方法：将党参、山药、玉苏子洗净，入锅，加水适量，煎煮 40 分钟，去渣取汁。粳米淘净，入锅，加适量水及药汁，用文火熬至粥成即可。服法：每日 1 剂，随意服食。功效：健脾，养肺，平喘。适用于脾虚性哮喘，症见食欲不振，痰多，乏力，咳嗽，气喘，便溏者。

山药白术粥健脾平喘

◎ 山药 60 克，白术 12 克，粳米 100 克。制作方法：将山药、白术洗净，入锅，加水适量，煎煮 40 分钟，去渣取汁。粳米淘净，入锅，加适量水及药汁，用文火熬至粥成即可。服法：每日 1 剂，随意服食。功效：健脾，平喘。适用于脾虚性哮喘，症见食欲不振，乏力，咳嗽，气喘，便溏者。

黄精山药膏纳气平喘

◎ 板猪油 250 克，黄精 100 克，山药 120 克，白果 10 克，饴糖、蜂蜜各 250 克。制作方法：先将黄精、山药、白果洗净，加水适量，煎煮 40 分钟后去渣取汁。再将猪板油洗净放入锅中，炼出油去渣，加入上述药汁及饴糖、蜂蜜，小火炼成膏即成。服法：每次 1 匙，每日 2 次。功效：健脾益肺，纳气平喘。适用于脾虚性哮喘，症见面色萎黄、食欲不佳、乏力、喘促、便溏等。

山药甘蔗汁化痰平喘

◎ 方一：鲜山药适量，甘蔗汁半杯。制作方法：将山药洗净，去皮，切碎捣烂，加入甘蔗汁，和匀，炖热服食。每日2剂。功效：补脾益气、润肺生津。适应证：老年慢性支气管炎、咳嗽痰喘。

◎ 方二：山药60克，白萝卜汁60克，甘蔗汁250克。制作方法：将山药捣烂，加上萝卜汁、甘蔗汁，放锅中隔水炖熟即成。用法：每日早晚当点心吃。功效：健脾，化痰。适用于脾虚性哮喘，症见食欲不佳、痰多、气喘、乏力、鼻咽干燥等。

🪷 狗肉山药虫草羹益肾平喘

◎ 狗肉500克，山药40克，冬虫夏草30克，生姜、食盐各适量。制作方法：先将狗肉、山药、冬虫夏草洗净，放入锅中，加水适量，再加生姜、食盐，小火慢煲60分钟，待肉熟即可食用。用法：此为1日量，分2次食用。功效：补益肺肾，纳气平喘。适用于哮喘属肾虚者，症见喘促气短，动则更甚，腰酸膝软，畏寒、便溏等。

🪷 山药白术防喘膏扶正防喘

◎ 山药400克，白术300克，黄精300克，白果40克，蜂蜜及冰糖适量。制作方法：将4味药同入锅内，加水适量，浸泡30分钟，用大火煮沸后，小火煮50分钟，滤取药液。药渣加水适量再煎，前后共煎 2 次，去渣取汁。合并 2 次药液，小火加温浓缩。加入蜂蜜、冰糖，再用小火煎熬，浓缩收膏。用法：每次 10 毫升，开水冲服。每日 2 次，早晚分服。功效：健脾益气，扶正防喘。适用于脾气亏虚哮喘易发者，症见气短、神疲乏力、饮食不香、面色萎黄者。

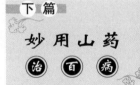 巧用山药治肺虚咳喘

◎山药 120 克切片，煮取药汁约 600 毫升，当茶温饮。也可配伍玄参 15 克，白术 9 克，生鸡内金 6 克，牛蒡子 9 克，水煎服，每日 1 剂。适用于肺虚咳喘、食欲不振、颧红潮热、脉虚数者。

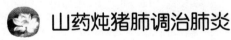

下 篇

妙用山药
治　百　病

妙用山药治肺病

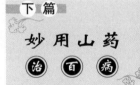 山药炖猪肺调治肺炎

◎ 鲜山药 150 克，猪肺 250 克，生姜、葱、食用油、盐各适量。制作方法：将山药洗净去皮，切成小长块。猪肺洗干净，切成小块，入

高压锅中，放入生姜去腥，加水适量。煮沸30分钟后，加鲜山药，继续煮30分钟，加入调料即可食用。服法：佐餐食，分早晚2次食用。功效：益气，养阴，润肺。适用于肺炎患者恢复期调养，宜于肺虚久咳，咳声无力，咽干口渴，痰少或无痰者食用。

黄精山药粥调治肺炎气阴两虚

◎ 鲜山药50克，黄精30克，雪梨1个，粳米100克。制作方法：将黄精加水适量先煎，去渣取汁。将鲜山药捣烂，雪梨切成丁，与粳米同入药汁中，文火慢慢熬成稠粥。服法：每日分2次食用。功效：益气，养阴，止咳。适用于肺炎气阴两虚型，症见肺虚久咳，痰中带血，咳痰无力，口干口渴。

山药胡桃粥调治肺气肿

◎ 鲜山药50克，胡桃肉50克，粳米60克，将山药洗净切片，与扁豆、胡桃肉、粳米同入锅内，加水适量煮粥，待粥熟后加精盐、味精、生姜、葱花调味食用。功效：补肺益肾，纳气平喘。适用于肺肾气虚型肺气肿，症见咳嗽、气喘、乏力、舌淡。

山药蛤蚧粥调治肺气肿

◎ 山药 30 克，蛤蚧 20 克，粳米 100 克。制作方法：先将山药、蛤蚧洗净，放入锅内，加水适量，大火煎沸，改小火再煎 30 分钟，去渣取汁。另将粳米淘净，加适量水，熬粥。待粥将熟时，加入药汁，再煮 15 分钟即可。功效：补益肺肾，纳气平喘。适用于肺肾气虚型肺气肿，症见气喘、乏力、声低气怯。

黄精山药老鸭汤调治肺气肿

◎ 老鸭 1 只，黄精 30 克，山药 40 克，沉香粉 5 克，食用油、盐、料酒各适量。制作方法：将黄精、山药洗净，一同填入鸭腹内炖熟。将沉香粉入汤调匀，加入适量的油盐即可食用。服法：此为 3 日量，吃肉喝汤，日服 2 次。功效：益肺，健脾，滋肾。适用于肺肾气虚型肺气肿，症见喘促日久，呼多吸少，咳声低怯，气短乏力，饮食不香，动则喘甚。

桃仁黄精山药膏调治肺气肿

◎ 桃仁 100 克，炙黄芪 200 克，黄精 300 克，山药 300 克，补骨脂 200 克，蜂蜜及冰糖各适量。制作方法：将桃仁、炙黄芪、黄精、山药、补骨脂同入锅中，加水适量，浸泡 30 分钟。用大火煎沸后，改用小火煎 50 分钟，滤取药液。药渣加水再煎取药汁，2 次药液合并，小火加温浓缩。加入蜂蜜、冰糖，再用小火煎熬，浓缩收膏。服法：每次 10 毫升，开水冲服，每日 2 次，早晚分服。功效：补益肺肾，纳气平喘。适用于肺肾两虚型肺气肿，症见咳喘反复发作、气短、动则为甚、自汗、便秘者。

山药荞麦猪肺汤调治肺源性心脏病

◎ 山药 30 克，金荞麦 40 克，萝卜 20 克，猪肺 300 克，葱、生姜、盐、味精、料酒各适量。制作方法：将金荞麦洗净，入锅，加水适量，煎煮 40 分钟，去渣取汁备用。将山药、萝卜、猪肺洗净，切块，一起放入锅内，加水适量，先用大火煮开，然后改用小火慢煨至猪肺烂熟。加入药汁及调料即可。服法：此为 1 日量，分 2 次食用。功效：养肺，清化痰热。适用于肺源性心脏病肺虚痰热，症见咳嗽、痰黄、乏力等。

山药瓜蒌黄芩猪肺汤调治肺源性心脏病

◎ 山药 30 克，瓜蒌 10 克，黄芩 10 克，猪肺 300 克，葱、生姜、盐、味精、料酒各适量。制作方法：将山药、瓜蒌、黄芩洗净，入锅，加水适量，煎煮 40 分钟，去渣取汁备用。将猪肺洗净，切块，一起放入锅内，加水适量，先用大火煮开，然后改用小火慢煨至猪肺烂熟。加入药汁及葱、生姜、盐、味精、料酒等调味即成。服法：此为 1 日量，日服 2 次。功效：养阴，清肺，化痰，宽胸。适用于肺源性心脏病肺虚痰热，症见咳嗽、痰黄、胸闷、口干、便干等。

山药旋覆花粥调治肺源性心脏病

◎ 山药 40 克，旋覆花 10 克，莱菔子 6 克，粳米 100 克。制作方法：山药洗净，切块；粳米淘净，再将旋覆花、莱菔子用布包后，同入锅中，加水煮成粥。粥成去药袋。每日分 2 次服食。功效：养肺，降气，化痰，消食。适用于肺源性心脏病肺虚痰浊内蕴，症见咳嗽多痰，气喘，恶心，嗳气腹胀等。

山药白果猪肺汤调治肺源性心脏病

◎ 山药 30 克，白果 6 克，桃仁 10 克，猪肺 250 克，葱、生姜、盐、味精、料酒各适量。制作方法：将山药、白果、桃仁洗净，入锅，加水适量，煎煮 40 分钟，去渣取汁备用。将猪肺洗净，切块，一起放入锅内，加水适量，先用大火煮开，然后改用小火慢煨至猪肺烂熟。加入药汁及葱、生姜、盐、味精、料酒等调味即成。服法：此为1日量，日服2次。功效：补肾，益肺，化痰，平喘。适用于肺源性心脏病肺肾气虚挟瘀者，症见咳嗽，气短，动则为甚，胸闷胸痛等。

山药熟地猪腰汤调治肺源性心脏病

◎ 山药30克，熟地黄15克，沉香5克，猪腰200克，葱、生姜、盐、味精、料酒各适量。制作方法：将山药、熟地黄、沉香洗净，入锅，加水适量，煎煮40分钟，去渣取汁备用。猪腰洗净，放入料酒，煮七成熟捞出，切成小块，入锅。加水适量，放入药汁及葱、生姜、盐，先置大火上烧开，然后改用小火煨至猪腰烂熟，入味精调味即可。服法：此为1日量，日服2次。功效：补肺益肾，纳气平喘。适用于肺源性心脏病肺肾气虚挟瘀型，症见气喘，动则为甚，腰酸腿软，神疲乏力等。

沙参灵芝山药膏调治肺源性心脏病

◎ 南沙参300克，灵芝300克，山药200克，蜂蜜、冰糖各适量。制作方法：将南沙参、灵芝、山药同入锅中，加水适量，浸泡30分钟。用大火煎沸后，改用小火煎50分钟，滤取药液。药渣加水再煎取药汁，2 次药液合并，小火加温浓缩。加入蜂蜜、冰糖，再用小火煎熬，浓缩收膏。服法：每次 10 毫升，开水冲服，每日 2 次，早晚分服。功效：补益肺肾，纳气平喘。适用于肺源性心脏病肺肾两虚者，症见气喘，动则气短，咳嗽乏力，腰酸腿软者。

资生汤治肺结核阴虚劳热

◎ 生山药 30 克，玄参 15 克，白术 9 克，生鸡内金（捣碎）6 克，牛蒡子（炒，捣）9 克。用法：水煎服。功效：补脾健胃，润肺止咳。主治：劳瘵（即肺痨，肺结核）羸弱已甚，饮食减少，喘促咳嗽，身热，脉虚数者。亦治女子血枯经闭。（清·张锡纯《医学衷中参西录》）

醴泉饮治肺结核虚劳发热

◎ 生山药 1 两，生地黄 5 钱，人参 4 钱，玄参 4 钱，生代赭石（轧细）4 钱，牛蒡子（炒、捣）3 钱，天冬 4 钱，甘草 2 钱。水煎服。功效：滋补肺阴，清火化痰。主治肺结核虚劳发热、或喘或嗽，脉数而弱。（清·张锡纯《医学衷中参西录》）

　　按：张氏释曰：初制此方时，原无赭石，有丹参三钱，以运化人参之补力。后治一年少妇人，信水数月不行，时作寒热，干嗽连连，且兼喘逆，胸膈满闷，不思饮食，脉数几至七至。治以有丹参原方不效，遂以赭石易丹参，一剂咳与喘皆愈强半，胸次开通，即能饮食，又服数剂脉亦和缓，共服20剂，诸病皆愈。

山药麦冬人参粥调治肺结核

◎ 鲜山药120克，麦冬10克，人参2克，百部10克，粳米100克，蜂蜜适量。制作方法：麦冬、人参先煎，取汁；山药切成小块，与粳米、药汁等同入锅，加水适量，熬成稠粥，再加蜂蜜调味即可。功效：补中益气，养阴生津。适用于肺结核气阴两虚，症见咳嗽、倦怠食少，口干少津等。

山药枇杷粥益肺抗痨

◎ 山药15克，枇杷叶10克，百部10克，粳米100克，蜂蜜适量。制作方法：枇杷叶、百部先煎，取汁；山药切成小块，与粳米、药汁等同入锅，加水适量，熬成稠粥，再加蜂蜜调味即可。功效：益气养阴，润肺抗痨。适用于肺结核气阴两虚，症见咳嗽无力，气短声低，口干少津，食欲不佳等。

山药麦冬老鸭煲调治肺结核

◎ 鲜山药 120 克，麦冬 10 克，人参 2 克，鸭 1 只，百部 10 克，葱、生姜、盐、味精、料酒各适量。制作方法：鸭活杀后去毛及内脏，洗净，入沸水中去血水后捞出，切块；将山药、麦冬、人参、百部、鸭块同入砂锅，撒上葱、生姜、盐、味精、料酒。加适量清水，先用武火煮沸，再改用小火煲汤。服法：食肉喝汤，可佐餐分次食。功效：补中益气，养阴润肺，抗痨。适用于肺结核气阴两虚，症见咳嗽痰少，倦怠少气，口干少津，骨蒸潮热，食欲不振等。

山药女贞老鸭煲调治肺结核

◎ 山药 30 克，女贞子 20 克，人参 2 克，百部 10 克，鸭 1 只，葱、生姜、盐、味精、料酒各适量。制作方法：鸭活杀后去毛及内脏，洗净，入沸水中去血水后捞出，切块；将山药、女贞子、人参、百部、鸭块同入砂锅，撒上葱、生姜、盐、味精、料酒。加适量清水，先用武火煮沸，再改用小火煲汤。服法：食肉喝汤，可佐餐分次食。功效：养阴益气，抗痨。适用于肺结核气阴两虚，症见咳嗽，痰清稀色白或夹血，倦怠少气，食欲不振，口干，潮热等。

一味薯蓣饮治劳瘵发热

◎ 生怀山药（切片）120克。用法：煮汁两大碗，以之当茶，徐徐温饮之。功能与主治：治劳瘵发热，或喘或嗽，或自汗，或心中怔忡，或因小便不利，至大便滑泻，及一切阴分亏损之证。（清·张锡纯《医学衷中参西录》）

 ## 珠玉二宝粥治虚热劳嗽

◎ 生山药60克，生薏苡仁60克，柿饼30克。先将薏苡仁加水煮至烂熟，再将山药捣碎，柿饼切丁，继续煮片刻即成糊粥。服时可酌加白糖，早晚食之为宜。功效：补肺健脾，甘润益阴。凡阴虚内热，午后低热，劳嗽干咳，饮食懒进，大便泄泻者，皆可辅食此粥。（清·张锡纯《医学衷中参西录》）

按：盖生薏苡仁如珠，生山药、柿霜饼如玉，故名"珠玉二宝粥"。张氏曰："山药，色白入肺，味甘归脾，液浓益肾，能滋润血脉，固摄气化，宁咳定嗽，强志育神。性平，可以常服多服。宜用生者，煮汁饮之。不可炒用，以其含蛋白质甚多，炒之，则其蛋白质焦枯，服之无效。"薏苡仁味甘淡，性微寒，中医学认为其能利水渗湿，健脾除痹，清热排毒。柿霜饼的制作方法是：取成熟柿子，削去外皮，日晒夜露约1个月后，放置席圈内晾干，1个月后即成柿饼。其外面的白色粉霜，即柿霜，收集后入锅熔化，成饼状，晾干后即为柿霜饼。张氏曰："柿霜入肺，而甘凉滑润，其甘也，能益肺气；其凉也，能清肺热；其滑也，能利肺痰；其润也，能滋肺燥。"

 ## 沃雪汤治虚劳喘嗽

◎ 生山药45克，牛蒡子（炒、捣）12克，柿霜饼18克。制作方法：先以水500毫升煮山药、牛蒡子，汤成去渣，再入柿霜饼泡溶即成。用法：不拘时饮之。主治：肺结核阴虚之证。凡经产期间患咳嗽不解，或因肺脾气阴不足而引起的虚热劳嗽、喘逆，饮食懒进者，均可辅饮此汤。（清·张锡纯《医学衷中参西录》）

　　按：山药、柿霜饼其味皆甘而性平，补益肺脾；牛蒡子性味辛苦、凉，既清肺止咳而又能降气平喘，故对虚劳之喘嗽，颇为相宜。近代盐山名医张锡纯曾用此汤治一年四十余，素有喘证，一日喘证复发，数投小青龙汤不效患者。服此汤2剂痊愈，又服数剂，以善其后。张氏谓：知其从前服小青龙即愈者，因其喘证乃受外感而发；今服不愈者，因发喘而无外感也。

下 篇

妙用山药
治百病

妙用山药治胃病

 ## 扁豆银耳山药羹调治反流性食管炎

◎ 干白扁豆30克，银耳30克，山药100克。制作方法：将扁豆研末；银耳用温水泡发，洗净撕碎，切成粗丝；将山药去皮，切成厚片。接着将山药、银耳同入锅中，加水煨煮20分钟后，再将扁豆末拌入，继续煨煮30分钟，煮成稠羹。服法：早晚分服。功效：养阴生津，健脾和胃。适宜于阴虚之反流性食管炎，症见呕吐泛酸，时有"烧心"感，嘈杂似饥，口干少津等，尤其适合年老体弱病人长期服用。

 ## 香橼山药糊辅助调治食管癌

◎ 香橼皮15克，法半夏15克，山药粉50克，糖适量。制作方法：用适量清水煎香橼皮、半夏20分钟，取水煎液300毫升。加入山药粉调成糊状，加适量糖服用。服法：此为1日量，分2次服用。功效：理气化痰，健脾和中。适用于因情志变化而影响吞咽的食管癌患者，症见吞咽梗阻、胸膈满闷等，抑郁或急躁时加重，情绪舒畅时缓解。

山药内金粥调治慢性胃炎

◎ 山药 30 克，鸡内金 10 克，山楂 10 克，小米 100 克。将全部原料一起放入锅内，加清水适量，文火煮成粥，调味即可。服法：趁温热适量食之。适用于慢性胃炎脾胃虚弱兼食滞者，症见饮食减少，脘腹饱胀，肠鸣腹泻或消化不良等。

消食蛋羹调治慢性胃炎

◎ 山药、麦芽、茯苓、莲子、槟榔各 15 克，山楂 20 克，鸡内金 30 克，鸡蛋数个，盐或白糖适量。将山药、麦芽、茯苓、莲子、槟榔、山楂、鸡内金等共研细末备用。每次取药末 5 克，加鸡蛋 1 个，调匀蒸熟，再加入适量盐或白糖服用。每日 1 ～ 2 次。功效：健脾消食，补中和胃。适用于慢性胃炎饮食伤胃，症见厌食、呕吐、大便不爽或夹有不消化食物。

山药羊肉汤调治慢性胃炎

◎ 山药 50 克，羊肉 500 克，调料适量。制作方法：将羊肉洗净，略划几刀，汆去血水。山药洗净、切块，与羊肉同放锅中，加清水适量及葱、姜、胡椒、黄酒等。武火烧沸后，转文火炖至羊肉烂熟。取出切片，放入碗中。原汤取汁，加食盐、味精煮沸后，倒入羊肉碗中即成。服法：饮汤食肉，每周 1～2 剂。功效：补益脾胃，温中止痛。适用于慢性胃炎脾胃亏虚者，症见脘腹冷痛，腰膝酸软，四肢不温，纳差食少等。

 ## 山药面糊调治慢性胃炎

◎ 山药粉、面粉各 100 克，葱、姜、红糖各适量。制作方法：将山药粉与面粉和匀，用清水调成稀糊状，放入锅中。文火煮沸后，调入葱花、姜末、红糖等，煮熟即成。服法：每日 1 剂，连续服 5～7 天。功效：健脾胃，养心气。适用于慢性胃炎脾胃亏虚，症见脘腹隐痛，纳差食少，腹泻，肢软无力，心悸，失眠等。

 ## 玉山鸽肉汤调治慢性胃炎

◎ 鸽子 1 只，玉竹 10 克，山药 30 克，调料适量。制作方法：将鸽子肉切块，放入锅中，加山药、玉竹、精盐、调料，再加水 500 毫升，文火炖煮 60 分钟，肉熟烂即成。服法：佐餐适量服用。功效：健脾益气，滋阴止渴。适用于慢性胃炎气阴两虚者。

山药薏苡仁扁豆粥调治溃疡病

◎ 薏苡仁 30 克，白扁豆 30 克，山药 30 克，粳米 100 克。制作方法：各原料洗净，加水煮成粥，每天早、晚食用。本方适宜于脾虚湿热型胃溃疡，症见上腹刺痛或绞痛、拒按，口臭，便干，尿短赤等。

按：方中薏苡仁味甘淡、性微寒，有健脾、清热、利湿功效；白扁豆可健脾化湿；山药味甘、性平，补益肺、脾、肾，再加粳米，煮成黏稠粥，不仅可健胃祛湿，而且黏稠的粥对胃黏膜也有保护作用。

山药薏苡仁粥佐治胃下垂

◎ 山药 30 克，芡实、茯苓、莲子、白术各 9 克，薏苡仁、白扁豆、党参各 12 克，黄芪 20 克。将党参、白术、黄芪用纱布另包，加水适量，同其他药共煎煮 40 分钟，捞出党参、白术与黄芪药渣，再加入淘净的粳米 100 克，继续煮烂成粥，分顿调白糖食用，连用 5 ～ 7 日。（《小病自疗指南》）

下 篇

妙 用 山 药
治 百 病

妙用山药治泄泻

扶中汤治泄泻久不止

◎白术（炒）30克，生山药30克，龙眼肉30克。制作方法：三味共煮成至熟，去渣澄汁。用法：代茶不拘时温饮之。功效：益气养血，健脾补中。主治：腹痛腹泻，以及因久泄不止而致气血俱虚，身体羸弱，将成劳瘵者。（清·张锡纯《医学衷中参西录》）

按：浙江于潜所产白术品质最佳，特称"于术"。性味苦，甘微温，入脾、胃经，补脾、益胃、燥湿和中，扶中气而不燥；山药甘平，入肺、肾经，健脾补肺、固肾益精，二物相合，益气健脾以止久泄。龙眼肉味甘，补心脾气血两亏。故饮用此汤，可使泄止而气血得复。

山药粥治大便滑泻

◎生怀山药500克，研成粉，过筛。上药一味，每服用药24～50克。和凉水调入锅内，置炉上，不住以箸搅之，两三沸即成粥服之。若小儿服，

或少调以白糖亦可。治阴虚劳热，或喘，或嗽，或大便滑泻，小便不利，一切羸弱虚损之证。（清·张锡纯《医学衷中参西录》）

　　按：张氏经验，曾治一妇人，年三十余。泄泻数月不止，病势垂危。遣人送信予其父母，其父将往瞻视，询方于愚。言从前屡次延医治疗，百药不效。因授以山药煮粥方，日服 3 次，2 日全愈。又服数日，身亦康健。

山药鸡子黄粥治肠滑不固

　　◎ 生山药 30 克，熟鸡子黄 3 枚。制作方法：将山药切块，研成细粉，用凉沸水调成山药浆，然后再将山药浆倒入锅内，置文火上，不断用筷子搅拌，煮两沸，加入鸡子黄，继续煮熟即成。用法：每日 2 次，空腹温热服。功效：健脾和中，固肠止泻。适用于脾气不足，久泄不止，乏力少气等症。注意：大便秘结及湿热痢者忌用。（清·张锡纯《医学衷中参西录》）

　　按：张氏曾治一人，年近五旬，泄泻半载不愈，羸弱已甚，遣人来询方，言屡次延医服药，皆分毫无效，授以薯蓣粥方，数日又来，言服之虽有效验，泻仍不止，遂俾用鸡子黄数枚煮熟，取其黄捏碎，调粥中服之，两次而愈。盖鸡子黄有涩大肠之功，且较鸡子白易消化也。

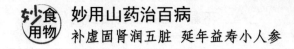
以后此方用过数次，皆随手奏效。

山药苤苜汤治肾燥滑泻

◎生山药（轧细）30克，生车前子12克，同煮作稠粥服之，1日连服3次。治阴虚肾燥，小便不利，大便滑泻，兼治虚劳作痰作嗽。（清·张锡纯《医学衷中参西录》）

按：方取生山药滋补肾阴，候肾阴足，小便当自利，大便亦无溏泻之患；车前子利小便，兼以滋阴。两药相伍，利水不伤阴，止泄不碍邪，珠联璧合。

加味天水散治暑日泄泻

◎生山药30克，滑石18克，粉甘草9克。水煎服。功效主治：暑日泄泻不止，肌肤烧热，心中烦渴，小便不利，或兼喘促。小儿尤多此证，用此方更佳。

按：此方可用于婴幼儿秋季腹泻。

柴胡山药粥调治肠炎腹泻

◎柴胡15克，山药100克，大米100克。先将柴胡加水煎，取汤去渣。

将山药洗净切块，米淘净，与药汁共入锅内，加水适量，煮烂成粥即可。服法：早、晚各 1 次。功效：疏肝解郁，健脾止泻。适用于慢性肠炎肝脾不和，症见腹痛、腹泻者。

山药郁金青菜汤调治慢性肠炎

◎ 山药 100 克，郁金 10 克，青菜叶 50 克，调料适量。先将郁金加水 1000 毫升，煎汤，去郁金备用。将山药切成薄片，与青菜叶同放锅内，加药液煮熟，放盐、油、味精适量即可。功效：行气解郁，健脾止泻。适用于肝脾不和所致的慢性肠炎，症见腹痛、腹泻者。

藕节莲子山药羹健脾止泻

◎ 藕节 100 克，莲子 50 克，山药 30 克，大米 100 克，鸡蛋 1 个。制作方法：将藕节、莲子、山药洗净，放入锅内，加水适量，大火煎煮 5 成熟。将大米淘净，入锅，加水适量，小火慢熬稠，搅入鸡蛋花，拌匀即可。服法：食羹，每日 2 次。功效：健脾养血止泻。适用于慢性肠炎泄泻日久，脾虚肠络血瘀，症见泄泻时作，大便溏薄，面色无华，乏力等。

猪肚大米粥益气止泻

◎ 猪肚 250 克，怀山药 30 克，大米 60 克，食盐、姜末各适量。将猪肚洗净切片，与山药、大米共煮成粥，盐、姜调味即成。服法：趁温热适量食之，2～3 天为 1 个疗程。功效：健脾益气止泻。适用于慢性肠炎脾虚失运，症见大便溏薄，神疲乏力。

荔枝山药粥暖脾止泻

◎ 干荔枝肉 30 克，怀山药 15 克，莲子 15 克，大米 60 克。将四物同煮成粥食。趁热服食，每日 2 次。功效：健脾益气，温胃止泻。适用于慢性肠炎脾虚失运，症见大便溏薄，神疲乏力。

山药莲子粥健脾止泻

◎ 怀山药 30 克，莲子（去心）20 克，鸡内金 15 克，糯米 60 克，白糖适量。将前 4 物同煮成粥，粥成时加白糖即成。服法：热时服用，每日 2 次。功效：健脾益气，消积止泻。适用于慢性肠炎脾虚失运，症见大便溏薄，食欲不振，神疲乏力，或食积难消，完谷不化。

胡桃益智山药汤治阳虚腹泻

◎ 核桃肉15克，益智仁15克，怀山药20克。3味同煎汤，1日分2次温热饮之。功效：温肾助阳。适用于慢性肠炎脾肾阳虚，症见便溏肢冷，甚或五更作泻，腰酸膝软。

下篇

妙用山药
治百病

妙用山药治痢疾

三宝粥治下痢脓血

◎ 生山药（轧细）30克，三七（研末）6克，鸦胆子（去皮）50粒。上药三味，先用水800毫升，调和山药末煮作粥。煮时不住以箸搅之，一两沸即熟，约得粥一大碗。即用其粥送服三七末、鸦胆子。功效：健脾益气，扶正祛邪。主治：痢久，脓血腥臭，肠中欲腐，兼下焦虚惫，气虚滑脱者。（清·张锡纯《医学衷中参西录》）

注：鸦胆子，又名老鸦胆、雅旦子。为苦木科植物鸦胆子的果实。性寒，味苦；有小毒。功能：清热解毒，截疟，止痢，腐蚀赘疣。用于

痢疾、疟疾；外治赘疣、鸡眼。

　　值得注意的是，鸦胆子仁味极苦，应去壳取仁，不可敲碎，内服切勿嚼碎，小儿每岁服 1 粒鸦胆子仁，不得超过成年人剂量。脾胃虚寒呕吐者及孕妇、幼儿等不宜服用鸦胆子仁。

 ## 燮理汤治久痢及休息痢

　　◎ 生山药 24 克，金银花 15 克，生杭白芍 18 克，牛蒡子（炒，捣）6 克，甘草 6 克，黄连 4.5 克，肉桂（去粗皮）4.5 克。用法：水煎前六味药，20 分钟后再入肉桂同煎。加减：单赤痢，加生地榆 6 克；单白痢，加生姜 6 克；血痢，加鸦胆子（去皮）20 粒，药汁送服。主治：下痢数日未愈，及噤口痢。（清·张锡纯《医学衷中参西录》）

　　按：方中以黄连治其火，以肉桂治其寒，二药等分并用，阴阳燮理于顷刻矣；用白芍者，因《伤寒论》诸方，腹痛必加芍药协同甘草，亦燮理阴阳之妙品；且痢证之噤口不食者，必是胆火逆冲胃口，后重里急者，必是肝火下迫大肠，白芍能泻肝胆之火，故能治之，因肝主藏血，肝胆火戢，则脓血自敛也；用山药者，滞下久则阴分必亏，山药之多液，可滋脏腑之真阴，且滞下久，则气化不固，山药之收涩，更能固下焦之气化也；又白芍善利小便，自小便以泻寒火之凝结；牛蒡能通大便，自大便以泻寒火之凝结；金银花与甘草同用，善解热毒，可预防肠中之溃烂。单白痢则病在气分，故加生姜以行气；单赤痢则病在血分，故加生地榆以凉血；至痢中多带鲜血，其血分为尤热矣，故加鸦胆子以大清血分之热。

天水涤痰汤治久痢不愈

◎ 山药30克，滑石30克，生杭白芍18克，潞党参9克，白头翁9克，粉甘草6克。水煎服，每日1剂。主治：久痢不愈，肠中浸至腐烂，时时切痛，身体因病久羸弱者。（清·张锡纯《医学衷中参西录》）

通变白头翁汤治热痢下重腹痛

◎ 生山药30克，白头翁12克，秦皮9克，生地榆9克，生杭芍12克，甘草6克，旱三七（研末）9克，鸦胆子60粒（去皮，拣实诚者）。用法：上药先将三七、鸦胆子用白蔗糖水送服一半，隔点半钟，再将余药煎汤服。所余一半，至二煎时如前法服。主治：热痢下重腹痛，及曾有鸦片嗜好而患痢之人。痢久而肠中腐烂者。（清·张锡纯《医学衷中参西录》）

按：张氏曾治奉天王某，年四十许。已未孟秋，自郑州病归，先泻后痢，腹痛重坠，赤白稠黏，一日夜十余次。先入奉天东人所设医院中，东人甚畏此证，处以隔离所，医治旬日无效。遂出院归寓，求为延医。其脉弦而有力，知其下久阴虚，肝胆又蕴有实热也。投以此汤，一剂痢愈。仍变为泻，日四五次，自言腹中凉甚。愚因其疾原先泻，此时痢愈又泻，且恒以温水袋自熨其腹，疑其下焦或有伏寒，遂少投以温补之药。才服一剂，又变为痢，下坠腹痛如故，惟次数少减。知其病原无寒，不受温补。仍改用通变白头翁汤。一剂痢又愈，一日犹泻数次。继用生山药一两（30克），龙眼、莲子各六钱（18克），生杭白芍三钱（9克），甘草、茯苓各二钱（各6克），又少加酒曲、麦芽、白蔻消食之品，调补旬日痊愈。

淮药酥调治慢性痢疾

◎ 淮山药250克，黑芝麻10克，白糖100克，植物油适量。制作方法：①淮山药去皮，切成菱角块状。黑芝麻炒香待用。②将锅烧热，放植物油，烧至油六成热时，放淮山药块入锅，炸至淮山药块外硬肉软，浮在油面时即可捞出。③烧热锅，用油滑锅，放白糖，加清水少许，煮至糖汁呈米黄色，用筷子挑起糖汁成丝状时，将淮山药块倒入，不停地翻动，使淮山药块外面包上一层糖浆，然后撒上黑芝麻即成。适用于慢性痢疾，下痢日久，脾肾两虚者。

按：山药有健脾益气的作用，中医常用于治疗久痢之人。《本草纲目》说它"益肾气，健脾胃，止泄痢。"《百一选方》中曾介绍："治噤口痢：干山药一半炒黄色，半生用，研为细末，米饮调下。"凡慢性痢疾者宜食之。

🪷 山药焖牛肉调治痢疾

◎ 鲜淮山药 100 克切片，黄牛肉 100 克，两味加水，先用武火煮沸，去血水，加黄酒适量、生姜 3 片，文火焖煮，至牛肉酥熟汤浓，分 2 次服用。用于痢疾体虚的调补。

🪷 山药面调治慢性痢疾

◎ 山药粉 1500 克，白面粉 3000 克，豆粉 200 克，鸡蛋 10 个，水和盐各适量。制作方法：先将山药粉、白面粉、豆粉一同放入盆中，加入鸡蛋、水和盐，揉成面团，擀成薄面片，切成面条，煮熟食用。功效：健脾止泻。适用于慢性痢疾、脾虚泄泻、遗精、带下、小便频数者。

山药车前子粥治肠易激综合征

◎ 山药50克，车前子20克。用法：山药与车前子同研细末，同煮作稠粥服，每日3次。功效：疏肝健脾，清热化湿。主治：肠易激综合征，属肝郁脾虚型，每因情志怫郁即腹痛肠鸣泄泻，泻后痛减，脘痞胸闷，急躁易怒，嗳气少食；或寒热夹杂证见腹中作痛或肠鸣腹泻，便下黏腻不畅，或夹泡沫，或腹泻与便秘交作，烦闷不欲食，脘腹喜暖，口干等。（《上海中医药杂志》1992年第3期）

 ## 参术山药汤治慢性痢疾

◎人参15克，白术15克，山药20克，白芍20克，豆蔻10克。水煎，每日1剂，取煎液每日分3次服。本方有固肠止痢的作用，尤其适合身体虚弱及慢性痢疾患者服用。

妙用山药治糖尿病

糖尿病因小便含糖而得名，而小便含糖是由于血糖浓度的升高，胰岛素又相对或绝对不足。山药中的黏蛋白能包裹肠内的其他食物，使糖分被缓慢地吸收，这一效用能抑制饭后血糖急剧上升，同时可以避免胰岛素分泌过剩，使血糖得到良好调控。

玉液汤治消渴（糖尿病）

◎ 生山药30克，生黄芪15克，知母18克，生鸡内金（捣细）6克，葛根4.5克，五味子9克，天花粉9克。用法：水煎服，每日1剂。功效：益气滋阴，固肾止渴。主治：消渴。口常干渴，饮水不解，小便数多，困倦气短，脉虚细无力。（清·张锡纯《医学衷中参西录》）

应用要点：①本方为治疗消渴日久、气阴两虚的常用方。以口渴尿多，困倦气短，脉虚细无力为证治要点。②若气虚较甚，脉虚细者，加人参以补气；小溲频数者，加萸肉以固肾。③糖尿病、尿崩症等见口渴尿多，属气阴两虚者，可以本方加减。

按：消渴一症，类似近世的"糖尿病"，有上、中、下三消之别。张锡纯认为，上消者，口干舌燥，饮水不能解渴，是心移热于肺或肺体本热之故，治宜人参白虎汤；中消者，喜多饮食，犹觉善饥，是脾胃蕴热之咎，治宜调胃承气汤；下消者，饮一溲一，是相火虚衰，肾关不固所致，治宜八味肾气丸。

本方亦治消渴症。方中以黄芪为君，得葛根能升元气，佐以山药、知母、天花粉滋阴，使之阳升而阴应，生鸡内金运脾消食，化饮食中之糖质为津液，以五味子之性酸，温固肾精以止滑，不使水饮急于下趋。所以本方有升元气以止渴的功效，适用于元气下陷的消渴症。凡是糖尿病体气较虚，烦渴尿多的，都可应用。

滋膵汤治消渴（糖尿病）

◎ 山药、生地黄各 30 克，黄芪、山茱萸各 15 克，生猪胰子（切碎）90 克。前四味煎汤，送服猪胰子一半，煎渣时再送服另一半，治消渴病。若中、上二焦积有实热，可先服白虎加人参汤数剂，将实热消去多半，再服此汤。（清·张锡纯《医学衷中参西录》）

猪胰山药汤调治糖尿病

◎ 猪胰 1 条，怀山药 30 ～ 60 克，共煮汤，熟后加调味品食之。

按：猪胰性味甘平，有益肺、补脾、润燥等功效。据研究，猪胰和人胰含有相似的化学成分，尽管加热处理后这种化学成分受到影响，但在治疗糖尿病方面仍有疗效。常用食疗方有：①猪胰 2 条，蒸熟焙干研末，贮于瓶中，每服 6 ～ 9 克，1 日 3 次；②猪胰 1 条，薏苡仁 30 克，共煮汤，熟后加食盐调味，饮汤食猪胰；③猪胰 1 条，黄芪 30 克，共煮汤，熟后加食盐调味，饮汤食猪胰。

 山药九味汤配猪胰调治糖尿病

◎ 山药、生地黄各 20 克，玉竹 15 克，石斛、沙苑子各 25 克，知母 20 克，附子 6 克，肉桂 5 克，红花 10 克。水煎服，日服 2 次，早饭前、晚饭后 30 分钟温服；猪胰子切成小块生吞，每次 20 克，每日早晚各 1 次，以药汤送服。本方为吉林名老中医任继学治疗糖尿病的临床有效方。

黄芪山药煎降血糖有良效

◎ 生黄芪 30 克，怀山药 30 克，煎水代茶饮。适用于糖尿病之偏于脾胃虚弱及肺气不足者。经临床验证，该方对某些糖尿病患者消除症状及降低血糖、尿糖都有一定疗效。但对肺胃燥热或兼外感者不宜。（《饮食养生全方略》）

山药薏苡仁粥治消渴善饥

◎ 怀山药60克，薏苡仁30克，共熬粥食。山药性味甘平，不寒不燥，有补益脾胃和养肺滋肾之功；薏苡仁味甘淡、性微寒，《本草纲目》和《本草拾遗》均载其能治消渴。本方对糖尿病有治疗作用，食后有饱腹感，可减少饭量，对各型糖尿病患者均较为适宜，尤以脾胃虚弱、口渴善饥者更佳。（《饮食养生全方略》）

山药鸡脯资生汤治消渴

◎ 生淮山药30克，玄参15克，白术9克，鸡内金6克，牛蒡子10克，鸡脯肉500克。制作方法：将生鸡脯肉洗净后，捣碎；与生淮山药、玄参、白术、牛蒡子、鸡内金一同放入砂锅内，加清水适量煎煮取汤。用法：每日1剂，分2次服。适应证：止消渴，治糖尿病。

按："资生"一词，在方剂中常有应用。《先醒斋医学广笔记》中曾有"资生丸"方，亦名"资生健脾丸"，治脾胃虚弱，食不运化。此资生汤则主要止消渴。汤中山药补脾益肾，治肾虚尿频；玄参养阴生津，利咽止渴；功效：补脾燥湿利水；鸡内金消食运脾，治消渴；牛蒡子疏散风热，清解热毒。诸物共奏止消渴之功。

山药二术二地饮治糖尿病

◎ 淮山药 30～50 克，炒苍术 20～40 克，炒白术 15～30 克，生地黄 20～40 克，熟地黄 15～30 克，玄参 15～30 克，北沙参 30～40 克，玉竹 20～40 克，五味子 15～25 克，桑螵蛸 10～15 克。水煎服，每日 2 次，每天 1 剂。本方为安徽中医张孟村治疗脾气虚弱、胃腑有热的糖尿病的临床效方。

山药炖苦瓜调治糖尿病

◎ 山药块 100 克，苦瓜块 100 克，料酒 10 毫克，姜 5 克，葱 10 克，盐 3 克，味精 2 克，鸡油 35 毫克。制作方法：将山药块、苦瓜块、料酒、姜、葱同放炖锅内，加适量水用武火烧沸，再用文火炖煮 35 分钟，加入盐、鸡油和味精即成。食法：每日 1 次，每次吃山药、苦瓜共 50 克，佐餐食用。功效：补气健脾、降血糖。适用于上消型糖尿病患者。

山药炖冬瓜调治糖尿病

◎ 山药块 100 克，冬瓜块 100 克，料酒 10 毫克，姜 5 克，葱 10 克，盐 2 克，味精 2 克，鸡油 20 毫克。制作方法：将山药块、苦瓜块、料酒、姜、葱同放炖锅内，加适量水，用武火烧沸，再用文火炖煮 35 分钟，加入盐、鸡油和味精即成。功效：健脾、利水、降血糖。适用于上消型糖尿病患者。

 ## 山药调治糖尿病简便效方

◎ **方一**

熟地黄、怀山药各 50 克，党参、覆盆子各 15 克，五味子 3 克，五倍子 3 克。水煎内服，每日 1 剂。

◎ **方二**

天花粉 15 克，薯蓣（山药）30 克，粳米 30 克，蜂蜜半匙。将天花粉、山药快速洗净，滤干，打碎，备用。粳米洗净，并和天花粉，山药一起倒入锅内，加冷水 3 大碗，旺火烧开，煮 20 分钟，离火，再加蜂蜜，拌匀。作早餐或当点心吃，每日 2 次，每次 1 碗，当日吃完，2 个月为 1 个疗程。

◎ 方三

淮山药 30 克，黄连 6 克，天花粉 15 克。水煎，取汤温服，每日 1 剂。本方尤适用于糖尿病以食多饮多尿为主症者。

◎ 方四

熟地黄、怀山药各 50 克，党参、覆盆子各 15 克，五味子 3 克，五倍子 3 克。水煎内服，每日 1 剂。

◎ 方五

干山药片 45 ～ 60 克或鲜山药 100 ～ 120 克，粳米 30 ～ 50 克。将山药切片，与粳米同煮粥。四季可供早晚餐，温热服食。

◎ 方六

长山药 1 根，约 200 克。用法：洗净，刮去皮，切小块，水煮成粥状，每服一中碗。秋冬之季，可买鲜者煮食，若买不到鲜者，可在中药店买山药干片研粉，开水冲成糊状，火上略煮即食。可当早餐或晚餐主食。

下 篇

妙 用 山 药
治 百 病

妙用山药调治高血压

山药中含有的黏液蛋白、维生素及微量元素，能有效阻止血脂在血管壁的沉淀，可预防心血管疾病，对高血压患者尤为适宜。山药调治高血压的食用方法有多种，兹介绍如下。

山药绿豆羹清肝降血压

◎ 鲜山药100克，绿豆50克。将山药洗净，刮去外皮，切碎，捣烂成糊状备用。将绿豆淘净后放入砂锅，加水适量，中火煮沸后，改用小火煨至熟烂成开花状，调入山药糊，继续煨煮10分钟，离火后兑入蜂蜜，拌和成羹即成，早晚分食。可以清热解毒、益气降压，主治肝火上炎型高血压病。

山药绿豆粥清暑降血压

◎ 山药150克，绿豆30克，粳米100克。制作方法:将山药洗净，刮去外皮，切碎捣成糜糊状。绿豆洗净，温水浸泡片刻，与淘净的粳米同入砂锅，加水煎熬成稠粥，粥将熟时调入山药糊，拌匀，继续煨煮10分钟即成。功效：滋阴补气，清暑降压。适用于各型高血压，尤其适宜夏季食用。

山药虾皮糊固肾降血压

◎ 山药100克，虾皮30克。山药洗净，刮去外皮，切碎，剁成糜粉状，放入碗中备用。锅置火上，加清水适量，中火煮沸，加入洗净的小虾皮、黄酒、葱花、姜末，继续煨煮10分钟，加入山药糜糊，拌后煨煮至沸，加精盐、味精、五香粉搅和即成，早晚分食。可滋润血脉、固肾降压，主治肝肾阴虚型高血压病。

山药决明荷叶汁清肝火降血压

◎ 山药60克，决明子15克，荷叶30克（鲜荷叶半张）。将山药洗净，轻轻刮去外皮，剖成条状，切成小丁块或捣烂成泥糊状备用。将荷叶洗净，切碎，放入纱布袋中扎口，与决明子同入砂锅，加水，用中火煎煮15分钟，调入山药糊或山药丁，继续以小火煨煮10分钟，取出药袋，收取滤汁即成，早晚分服。本品可以补益肝肾、滋润血脉、降血压，主治肝火上炎型高血压病。

山药荔枝粥降血脂降血压

◎ 鲜山药100克，荔枝干20克，桂圆肉10克，粳米30克，白糖适量。制作方法：将山药削去皮，切片。粳米淘洗干净。锅内加清水、粳米，旺火烧开，下入荔枝干、桂圆肉、鲜山药片，旺火烧开，小火熬成粥，加入白糖，即成。功效：山药所含脂肪量极低，而含大量的黏液蛋白，能有效地预防心血管系统的脂质沉淀，可防止动脉粥样硬化过早发生，保持血管壁的弹性，对防治高血压有明显的疗效。适用于高血压患者食用。

 ## 山楂山药羹调治"三高"降血压

◎ 鲜山楂100克，山药200克，湿淀粉30克，鲜汤、精盐、味精、香油各适量。制作方法：将山楂去核，洗净，切成薄片。山药去皮，洗净，剖开，斜切成薄片。锅内加鲜汤、山药片、山楂片，烧开，撇去浮沫，放入味精、香油、精盐调味，用湿淀粉勾芡即成。功效：健脾开胃，消食化积，降压降脂。适用于各型高血压，对伴有糖尿病、动脉粥样硬化症、高脂血症等病症者尤为适宜。

山药豆沙糕散瘀降血压

◎ 山药 500 克，面粉 150 克，豆沙馅 250 克，山楂糕 250 克，红糖 150 克，白糖 50 克。先将山药洗净，去皮，上笼蒸烂，放凉。面粉加清水，反复揉和，加入蒸烂的山药，再揉成面团，分成两块，擀成山药面饼。再取一块面饼平摊开，将豆沙馅均匀地摊在上面，然后将山楂糕切成薄片，铺在豆沙馅上，上面均匀撒上红糖、白糖，并将另一块山药面饼覆盖在上方，上笼蒸 30 分钟，可随意改刀切块食用。功效：消积散瘀，滋润血脉，降血压。适用于治疗各型高血压病。

莲须山药煎治高血压

◎ 莲须 12 克，山药 30 克，女贞子 12 克，桑椹 12 克，钩藤 10 克，地龙 10 克，墨旱莲 10 克，生牡蛎（先煎）25 克，龟甲（或鳖甲，先煎）25 克，牛膝 15 克。用法：每日 1 剂，水煎服。滋肾养肝。适用于肝肾阴虚性高血压。

【病例】何某，女，55 岁，工人。患高血压病已 8 年，经治未效，病症日渐加重，于 2 年前不能坚持工作而病退，近月来头晕严重，以致卧床不起，个人生活亦无法自理，其面色浮红，而上下眼睑微黑，头痛，失眠，多梦，夜多小便，体形肥胖，舌质红，边有齿痕，苔薄白，脉弦甚而数，尺弱。血压：28/16 千帕（210/120 毫米汞柱）。证系肝肾阴虚，予滋肾养肝法。按此方治疗，在服药过程中，据病情需要，先后方中加入天麻（以息风，止头晕痛）、杜仲（以补肝肾，壮筋骨）、川贝（以除痰清窍）、太子参、山楂（以理脾胃）。服药 4 个月余，诸症明显减轻，生活已能自理，可独自步行较长路程，血压稳定于（20 ~ 22.7）/（12 ~ 13.3）千帕［（150 ~ 170）/（90 ~ 100）毫米汞柱］；坚持服药 1 年后，已能操持较为繁重的家务及料理孙儿生活，健如常人，血压保持于（19.3 ~ 20）/（10.7 ~ 12）千帕［（145 ~ 150）/（80 ~ 90）毫米汞柱］。嘱其以后每月服药几剂即可，以巩固效果。随访 5 年，身体情况一直良好，血压未再升高。

下 篇

妙用山药
治 百 病

妙用山药治遗精

遗精是指在非性交活动时精液自行射出的一种疾病，一般一周数次或一夜几次者为病理状态。其中有梦而遗者，称为梦遗；无梦而遗，甚至清醒时精自出者，称为自泄滑精，常伴有头晕、耳鸣、精神萎靡、腰酸腿软、疲乏无力等症状。

山药性平，味甘，有健脾、补肺、固肾、益精之功，无论是阴虚火旺或是肾气不固而遗精早泄者，均宜常食多食。唐代食医孟诜曾说："山药利丈夫，助阴力。"《日华诸家本草》记载："山药助五脏，主泄精健忘。"《本草求真》亦云："山药，本为食物，且其性涩，能治遗精不禁。"若能配合其他补肾固精食品，如芡实、莲子等一并服食，效力更佳。现代研究表明，山药中所含的皂苷是性激素的原料，这一点证实了中医学关于山药补肾涩精之说。

一品山药治疗肾虚遗精

◎ 生山药500克，面粉150克，核桃仁、什锦果脯各适量。制法与用法：生山药洗净，蒸熟，去皮，放小搪瓷盆中加入面粉，揉成面团，再放在盘中按成饼状，上置核桃仁、什锦果脯，在蒸锅上蒸20分钟。出锅后在圆饼上浇一层蜜糖（即蜂蜜5毫升，白糖100克，猪油和芡粉少许，加热而成），每日1次，每次适量，当早点或夜宵食用。功效与主治：滋阴补肾。本品对肾虚遗精效果较好，亦可用于消渴、尿频等。

山药参龙粉治遗精

◎ 人参 30 克，山药 30 克，龙骨 100 克，茯苓 50 克，朱砂 5 克。制法与用法：上药共研末。每服 5 克，每日 2 次。功效：用于少食畏寒而梦遗者。（《偏方大全》）

 ## 山药金樱十味汤治肾虚不固型遗精

◎ 山药、金樱子、莲子、芡实、茯苓各 20 克，白术、山茱萸、肉桂各 10 克，熟地黄、生黄芪各 15 克。制法与用法：水煎服。功效：补肾壮阳，涩精止泻，治肾虚不固型遗精。

 ## 山药芡实汤治遗精

◎ 芡实、山药各 30 克，莲子 15 克，炒酸枣仁 9 克，党参 3 克。制法与用法：药用水适量，慢火煮，服汤，再用白糖 15 克拌入药渣中同服，每日如此。功效：本方健脾、补肾、固精，适用于遗精。

 ## 清蒸山药烤鸭固肾涩精

◎ 烤鸭 1 只（约重 1500 克），山药 300 克，白菜 500 克。制作方法：

将烤鸭剁成块，放在大碗中。白菜洗净，山药刮皮，均切成块，用开水烫过，放在鸭块上面。取适量葱段、姜片、料酒、精盐、味精和清汤，加入鸭碗内，上笼用武火蒸透。将炒锅置于武火上，加入原汁、清汤、精盐、味精、料酒，调好味，煮沸后浇在鸭碗内。服法：当菜或点心食用。功效：健脾补肺，固肾益精。用治肺肾阴虚，气虚不固，早泄，遗精，尿频，虚劳咳嗽，骨蒸劳热，消渴，食欲不振，大便稀溏。

豆沙山药饼调治遗精

◎　山药400克，赤小豆100克，什锦果脯100克，白糖、桂花、湿淀粉各适量。制作方法：将山药刮去皮，上锅蒸熟后放入适量白糖，搅拌成泥。将赤小豆焖熟，去皮，碾成豆沙，放适量白糖及桂花拌匀。将豆沙用饭铲在盘中做成圆饼形，外用山药泥封严，将豆沙包在里面，山药泥上摆上果脯丁。放锅上火，放入清水及适量白糖，烧开后用湿淀粉勾稀芡，浇在山药饼上即成。服法：佐餐食用，或当点心吃，量随意。功效：健脾利湿，益肾固精。适用于调治脾肾气虚之遗精。（《性功能障碍调养食方》）

归参山药猪腰调治肾虚遗精

◎ 猪腰 500 克，当归、党参、山药各 10 克，葱、生姜、蒜、酱油、醋、香油各适量。制作方法：将猪腰切开，剔去筋膜臊腺，洗净，放入锅内，放入当归、党参、山药，加水适量，清炖至猪腰熟透后捞出猪腰，待冷，改刀切成薄片，放在平盘上，浇入含有酱油、醋、香油、姜丝、蒜末的调味汁。服法：佐餐食用。功效：养血益气，补肾填精。适用于肾精不足型遗精。

牛腰山药枸杞汤涩精止遗

◎ 牛腰 1 对，怀山药 60 克，枸杞子 15 克，芡实 30 克，生姜 6 克，精盐适量。制作方法：将牛腰从中间剖开，剔除筋膜臊腺，用清水反复冲洗，再下沸水锅中焯一下，然后与洗净的怀山药、枸杞子、芡实、生姜等一同放入砂锅内，加适量水，用大火煮沸后转用小火炖 2 小时，加精盐调味即成。服法：佐餐食用。功效：壮腰健肾，涩精止遗。适用于遗精、早泄。

注意：凡外感发热、湿热腰痛者不宜服用。

山药核桃猪肚汤补肾涩精

◎ 山药 50 克，核桃肉 30 克，猪小肚（膀胱）2 个，生姜 2 片，大枣 2 枚，益智仁（布包）15 克，精盐适量。制作方法：猪小肚用精盐、清水洗干净，去除异味，备用。核桃肉、山药、益智仁分别洗净后，用干净纱布包好，备用。生姜用清水洗净，刮去姜皮，切 2 片，备用。大枣用清水洗干净，去核，备用。将以上原料放入瓦煲内，加入适量清水，中火煲 3 小时，加入精盐少许调味即可。服法：佐餐食用。功效：补肾涩精。适用于肾虚而致的遗精、早泄等。

山药米酒糊固肾涩精

◎ 每次用山药 60 克研末，水适量，煮糊。煮熟后调入米酒 1～3 匙，温服。功效：健脾行气，固肾益精。适用于肾虚遗精，小便清长，下腹冷感，气虚畏寒。（《饮食疗法》）

按：此方源自《太平圣惠方》。书中记载："薯蓣于沙盆内研细，入铫中，以酒一大匙，熬令香，旋添酒一盏，搅令匀，空心饮之。每旦一服。"其功用是："补下焦虚冷，小便频数，瘦损无力。"《日华子本草》说山药"主泄精健忘"，《本草纲目》说米酒"和气养血"。

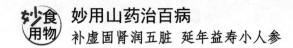
山药枸杞炖乳鸽涩精益气

◎ 每次用山药50克,枸杞子30克,乳鸽1只。将乳鸽去毛及肠杂,切块,加水适量,放炖盅内隔水炖熟。调味服食。功效:健脾滋肾,调经益气。适用于遗精、滑精,伴腰酸膝软,气短乏力。尤宜于病后体虚的调补。

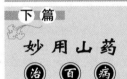

下 篇

妙用山药治百病

妙用山药治阳痿

　　阳痿是指成年男子有性要求,但阴茎不能勃起或勃起不坚,不能完成性交过程。引起阳痿的原因很多,但临床上除少数由器质性病变引起外,大多数由精神心理因素造成,如精神过度紧张、过于忧虑、误犯手淫、婚后房事过度或恣情纵欲等。中医学认为本病发生是由房劳过度,精气空虚,肾气亏耗;或因思虑伤神,心脾受损;或伤于恐惧,肾气不振,肝气不达;或湿热下注,宗筋弛纵所致。临床常见命门火衰、心脾两虚和湿热下注三个证型。

山药羊肉羹治脾肾气虚之阳痿

◎ 羊肉 250 克，山药 300 克，大葱、生姜、虾米各少许。制作方法：羊肉去脂膜切薄片，山药切成丁，共煮成羹，加大葱、生姜、虾米调味即成。用法：佐餐食。功效：温肾健脾。适于脾肾气虚之阳痿患者食用，症见阳痿不举，伴食少、腹胀、便溏，腰酸腿软，形寒肢冷，面白无华。

 ## 三七山药乳鸽火锅治体虚阳痿

◎ 原料配方：三七 15 克，怀山药、葱白各 100 克，乳鸽 4 只，猪肉、毛肚、青菜各 250 克，牛肾、猪肚、水发粉丝、莴笋、藕各 150 克，豆腐干 200 克，姜 25 克，葱 15 克，料酒 35 毫升，精盐 8 克，胡椒粉 3 克，鸡汤 3000 毫升。

制作方法：将三七加水浸泡回软切片；山药洗净，削去外皮，洗净，切成 0.5 厘米厚的片，入沸水中浸泡一下捞出；乳鸽宰杀，去毛、内脏、头爪洗净，入开水氽一下捞出，切大块（每只乳鸽切为两块）；猪肉去筋膜，切成大而薄的片；毛肚片切块；牛肾去尽臊，切成片，泡入清水中，去血水，捞出沥水；猪肚洗净，切去肚头，剔去肚皮，修去油筋，用清水洗净，剞"十"字花刀，切成宽 1.5 厘米、长 6 厘米左右的条；

豆腐干用水洗一下，切条；水发粉丝切段，莴笋去皮，切片；藕刮去粗皮，切片；葱白洗净，切段。以上各料除山药、乳鸽块外，分别装盘，围在火锅四周待用。

将火锅置火上，下三七片、乳鸽块、鸡汤适量、姜、葱、料酒、胡椒粉、盐，煮沸后，改用文火煮至鸽肉熟，加入味精、便可烫食各种食物。

服食方法：佐餐，喝汤，亦可用麻油、盐、味精、蒜泥拌匀为味碟，蘸食。

功效主治：浓香适口，汤汁醇厚，可补肾益气，益智强壮。适于阳痿早泄、病后体虚、消渴久疟，妇女血虚经闭等。新婚夫妇、青少年食之具有保健作用。

提示：乳鸽是刚卵出不久，未换毛不会飞的幼鸽，一定要选准。

淮山芡实粥益精固肾

◎ 淮山药、芡实各50克，粳米100克，猪油、精盐各适量。将粳米洗净，用少许精盐腌拌，放入沸水中先熬。把淮山药、芡实用水稍浸过，去杂质洗净。将粳米、淮山药、芡实放入锅内同煮，待粥成时，加猪油、精盐调味即可。功效：益精，固肾，健脾，补肺。适用于阳痿、遗精、肺结核体虚等。

按：淮山芡实粥源自古方。《寿世保元》记载："神仙粥，山药蒸熟，去皮一斤，鸡头实半斤，煮熟去壳，捣为末，入粳米半升，慢火煮成粥，空心食之""此粥善补虚劳，益气强志，壮元阳，止泄精，神妙。"

山药枸杞芡莲汤治阳痿

◎ 山药、枸杞子、芡实、莲子各 30 克，山茱萸、覆盆子各 12 克，五味子 10 克。水煎服，每日 1 剂。治阳痿、早泄。（《偏方大全》）

龙眼山药粥治心脾两亏型之阳痿

◎ 龙眼肉 5 枚，淮山药 50 克，粳米 50 克，早上煮粥吃。10 天为 1 个疗程，停 5 天后再食，一般用 3 个疗程。用于心脾两亏的阳痿。

甲鱼枸杞山药汤填精壮腰

◎ 甲鱼 1 只（约 500 克），枸杞子、山药各 30 克，女贞子、熟地黄各 15 克，食盐适量。制作方法：甲鱼剖开，去内脏，洗净，切成块，放入砂锅内。将上述中药装入小布袋内，把口扎紧，再放盛甲鱼的砂锅中，加水适量。用大火烧开，改用小火炖至甲鱼肉熟透，然后去药袋，加食盐调味即成。服法：佐餐食用。功效：滋补肝肾，填精壮腰。适用于肝肾阴虚所致的性欲低下等。(《性功能障碍调养食方》)

下 篇

妙用山药
治 百 病

妙用山药治更年期综合征

更年期综合征是由雌激素水平下降而引起的一系列症状。更年期妇女，由于卵巢功能减退，垂体功能亢进，分泌过多的促性腺激素，引起自主神经功能紊乱，从而出现一系列程度不同的症状，如月经变化、面色潮红、心悸、失眠、乏力、抑郁、多虑、情绪不稳定，易激动，注意力难于集中等，称为"更年期综合征。"大多数妇女由于卵巢功能减退比较缓慢，机体自身调节和代偿足以适应这种变化，或仅有轻微症状。中医学认为更年期综合征是肾气不足，天癸衰少，以至阴阳平衡失调造成。因此在治疗时，以补肾气、调整阴阳为主要方法。

山药羹调治更年期综合征

◎ 怀山药、黑芝麻、藕粉、大米、白糖各 250 克。将怀山药、黑芝麻、大米分别炒熟，再研成细末，过筛，取细粉，将此粉与藕粉、白糖混匀，用瓷罐收藏。每次可取 20 克左右用白开水冲调服食，做早点或中餐加餐用。功效：益气血，黑须发，抗衰老。适用于更年期综合征，对伴有骨质疏松者尤为适宜。

枸杞山药炖猪肉调治更年期综合征

◎ 将猪瘦肉 250 克洗净切块。熟地黄 12 克，枸杞子、山药各 15 克，用纱布包好扎紧。上料一同放入砂锅内，加清水及葱、姜、盐等用大火煮沸，然后改小火慢炖，肉烂熟后去药包加味精，即可食肉饮汤，每日 1 剂，连服 5 日为 1 个疗程。

大枣山药汤调治更年期综合征

◎ 山药、莲子肉、葡萄干、大枣各 50 克，白糖适量。山药洗净，切薄片；莲子肉用温水浸泡后去皮心；葡萄干洗净，大枣去核。四者同入锅内，加水，用大火煮沸后转用小火煮至熟，调入白糖即成。早晚餐温热服食。功效：补益心脾，抗骨质疏松。适用于更年期综合征，对伴有骨质疏松者尤为适宜。

山药莲子葡萄粥调治更年期综合征

◎ 山药、莲子、葡萄干各50克，白糖少许。制作方法：山药切片，莲子、葡萄干洗净。三者同放入锅内，加清水适量，武火煮沸后，转文火煮至粥成，调入白糖服食。每日2剂，早、晚餐服食。功效：补益心脾，除烦安神。适用于更年期综合征，对伴有失眠、心悸者尤为适宜。

八宝山药泥调治更年期综合征

◎ 山药200克。辅料：莲子10粒，蜜枣3颗，蜜饯青梅1颗，樱桃5颗，松仁25克，冬瓜仁1克，桃仁25克，香榧子4颗，细豆沙100克，白糖200克，湿淀粉10克。熟猪油60克，冻猪油15克。制作方法：山药洗净蒸酥，去皮，塌成泥，加白糖，猪油拌匀。莲子去皮，捅心，蒸酥。蜜枣去核。青梅切片。桃仁去皮。香榧剥壳待用。取大碗一只在碗底抹上冻猪油，用莲子、蜜枣等八宝在碗中摆成花卉图案。放1/3的山药泥加入细豆沙和剩下八宝，再盖上2/3的山药泥抹平，上笼蒸1小时出笼扣入盘内。炒锅加水置中火上，煮沸加白糖50克，沸起滗去浮沫，勾薄芡，浇在山药泥上即可。佐餐食用。功效：健脾养胃，补肝益肾。适用于更年期综合征，对伴有眩晕、失眠者尤为适宜。

山药核桃仁酥调治更年期综合征

◎ 山药500克，核桃仁60克，瓜子仁15克，山楂糕、大枣各50克，葡萄干、桂花卤各10克，白糖150克，面粉150克，淀粉25克。制作方法：将山药洗净、蒸烂。面粉蒸熟。山药压泥，拌入熟面、山楂糕、水揉面。将核桃仁等配料剁碎，加白糖、桂花卤拌匀。将各式配料与山药泥做成桃形，桃尖点上色素，用淀粉勾芡浇于桃子上即成。可当主食食用或佐餐用。功效：健脾生津，强筋解乏。适用于更年期综合征，对疲乏明显者尤为适宜。

木耳山药炖牛肉调治更年期综合征

◎ 牛肉500克，黑木耳、山药各30克，姜片、葱结、植物油、食盐、料酒各适量。制作方法：黑木耳泡发，择洗干净，入开水氽一下，切小块；山药洗净，放入大盅内。炒锅置中火上烧热，下植物油，加牛肉爆炒，烹入料酒，炒匀后放入大盅内，木耳、姜、葱放在上面。炒锅置中火上，加入开水、食盐、料酒后，再倒入大盅内加盖，入蒸笼内蒸至软烂。用法：

佐餐，不限量。功效：补脾胃，安心神，增智能。适用于更年期综合征，对伴有失眠者尤为适宜。

 ## 淮山枸杞炖猪脑调治更年期综合征

◎ 淮山药 50 克，枸杞子 15 克，猪脑 1 具，生姜、葱、食盐、味精各适量。制作方法：将猪脑漂洗干净，淮山药、枸杞子洗净，一起放入砂锅中，加入葱、生姜，清水适量。将砂锅置武火上烧沸，移文火煮熟即成。食用时，加食盐、味精调味。功效：益肝肾，健脑强智。适用于更年期综合征，对伴有眩晕者尤为适宜。

 ## 山药黑芝麻鲜奶糊调治更年期综合征

◎ 山药粉 20 克，芝麻粉 120 克，鲜奶 250 克，冰糖适量。制作方法：山药粉加入黑芝麻粉和鲜奶，以小火煮开搅拌成糊，加入冰糖即可。当点心食用，每日 2 次。功效：滋养肝肾，补钙助眠。适用于更年期综合征，对伴有肝肾阴虚型失眠症、骨质疏松者尤为适宜。

妙用山药治妇科杂病

扁豆山药粥治白带过多

◎ 白扁豆 50 克，淮山药 100 克，糯米 100 克，冰糖 25 克。制作方法：将扁豆洗净去杂，切末；淮山药刮皮切丁；糯米淘洗干净备用。锅内加水煮沸后，下糯米、扁豆、淮山药煮稠，放入冰糖和匀即可食用。功效：白扁豆味甘，性微温，有健脾化湿，利尿消肿，清肝明目等功效。淮山药味甘，性平，归脾、肾、肺三经。有益气养阴，补脾肺肾作用。主治：白带过多，五更泄泻，消渴等症（糖尿病患者冰糖改蜂蜜）。

清带汤治妇女赤白带下

◎ 生山药 30 克，生龙骨（捣细）18 克，生牡蛎（捣细）18 克，海螵蛸（去净甲，捣）12 克，茜草 9 克。水煎服。加减：单纯赤带，加白芍、苦参各 6 克；单纯白带，加鹿角霜、白术各 9 克。功效：健脾固涩止带。主治妇女赤白带下。（清·张锡纯《医学衷中参西录》）

山药土豆汤治闭经

山药 30 克，土豆 30 克，黑豆 30 克，鸡血藤 50 克，牛膝 10 克，先将鸡血藤、牛膝煎水 1 小时后，去渣，加入山药、土豆、黑豆煮至熟烂，加入红糖适量服用。功效：补益肝肾。适用于肝肾不足型闭经，症见月经超龄未至或初潮较迟、量少色淡红，伴头晕耳鸣、腰酸膝软、潮热汗出、五心烦热，舌质红，苔少，脉细弦。

山药内金散治经闭（干血痨）

◎ 干山药 90 克，鸡内金 9 克。用法：共研细末，每日 2 次，每服 6～9 克，开水送下。（中医研究院编《常见病验方研究参考资料》）

山药山萸粥治崩漏下血

◎ 山茱萸 60 克，山药 30 克，粳米 100 克，白糖适量。制作方法：将山茱萸、山药煎汁去渣，加入粳米、白糖，煮成稀粥。用法：每日分 2 次，早晚温热食。功效：补肾敛精，调理冲任。适用于肾虚型崩漏。

注意事项：因热致病者忌服。

山药炒肉片治妊娠呕吐

◎ 山药 250 克，猪瘦肉 250 克，姜丝 10 克，萝卜丝 25 克，猪油、葱花、盐各适量。将山药洗净去皮，切薄片；瘦肉切片，下油锅中同炒熟，入姜丝、萝卜丝、葱花、盐等调料略炒即成。佐餐食用。功效：健脾和胃，温中止呕。适用于妊娠呕吐。山药含有淀粉酶、多酚氧化酶等物质，有利于脾胃消化吸收功能，是一味平补脾胃的药食两用之品。不论脾阳亏或胃阴虚，皆可食用。

 ## 山药黄精煨肘冻治妊娠呕吐

◎ 山药 50 克，黄精 9 克，党参 9 克，大枣 5 枚，猪肘 150 克，生姜 15 克。制作方法：将山药、黄精切薄片，党参切成短节，同用纱布袋装上扎口。猪肘用沸水洗净，葱、姜洗净，拍破。择色红、无虫蛀、圆润大枣，与以上物品一同放入砂锅中，加入适量水，置武火煎沸。撇尽浮沫，改用文火继续煨至汁浓肘烂。去药渣，将肘汤、山药、大枣同时装入盆内，待冷后入冰箱。食时切成指宽条状，撒上葱末。功效：益气养阴，补脾润肺。对于妊娠体虚、气阴不足，频繁干呕者用之有效。

山药奶肉羹治产后缺乳

◎ 山药100克，羊肉500克，生姜15克，牛奶200克，食盐少许。先将羊肉洗净，与生姜同放锅内，加水以文火清炖半日，取炖好的羊肉汤一碗，加入山药片，共煮烂后，再加牛奶、食盐，煮沸服食。功效：温中补虚，益精补气。用于产后缺乳及产后体虚。（《产妇汤羹粥》）

山药羊肉粥治产后腹痛

◎ 生山药50克，精羊肉、大米各100克。制作方法：将精羊肉与生山药分别加水煮至烂极，剁如泥状，然后与羊肉汤相和，并放入洗净的大米煮粥。用法：空腹温热食用。功效：益气补虚，温中暖下。适用于虚冷之产后腹痛。

山药栗子莲枣粥治产后腰酸

◎ 山药100克，栗子肉、莲子、大枣各50克，大米100克。制作方法：莲子泡后去皮，蒸烂；大枣洗净，去核，切丁；山药煮熟，去此，压碎；栗子肉、大米同煮粥，将熟时加入以上原料，煮10分钟，调入白糖即可。用法：每日2剂，空腹食用。功效：益肾补脾。主治产后腰酸。

妙用山药治小儿肠胃病

芡实山药糊治小儿腹泻

◎ 芡实 500 克，山药 500 克，糯米粉 500 克，白糖 500 克。制作方法：先把芡实、山药一同晒干后，放入碾槽内碾为细粉，与糯米粉及白糖一并拌和均匀，备用。用时取混合粉适量，加入冷水调成稀糊状，然后加热烧熟即成芡实山药糊。用法：每日早晚温热空腹食用，每次用混合粉 50 ～ 100 克，连用 7 ～ 10 天为 1 个疗程。功效：健脾止泻。适用于小儿脾虚久泻、消化不良、大便溏薄、体虚羸弱者。注意：患小儿急性肠炎、菌痢腹泻者忌用。（《本草新编》）

山药固肠粥治虚寒泄泻

◎ 山药 10 ～ 15 克，糯米 30 ～ 50 克，砂糖适量，胡椒末少许。制作方法：先将糯米略炒，与山药共煮粥，粥将熟时，加胡椒末、砂糖稍煮即可。用法：两餐间服食，不宜空腹食。功效：健脾暖胃；温中止泻。

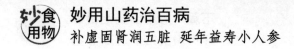
适用于小儿脾胃虚寒泄泻。(《粥谱》)

山药粥治小儿腹泻

◎ 脾虚大便滑泻，小便不利，兼有喘嗽者，用"山药粥"服之。制作方法：生怀山药 500 克，轧碎，每用 30 克和凉水调入锅内，置炉上，煮三沸成粥后即可服之。用于小儿脾肾两虚，肠滑不固而泻久者，可加熟鸡子黄（捏碎）1 枚，调山药煮服之。(《新编儿童食补食疗全书》)

淮山内金粥治脾虚泄泻

◎ 淮山药 15～20 克，鸡内金 9 克，小米或大米 150 克，白糖适量。制作方法：将山药、内金研成细末；米淘洗干净。锅置火上，放入适量清水、米、山药、内金共同煮粥。米熟烂后，加适量白糖调味即成。特点：粥软烂，甜香爽口。功效：鸡内金味甘平，有消积滞、健脾胃的功能。淮山药为健脾益气的常用药。两者合用，起健脾和胃、消食导滞作用。鸡内金主要含有胃激素、蛋白质等，有促进胃液分泌、增强胃的酸度和消化力，为健胃消食之良药。此粥主治脾虚食积引起的泄泻，食少体倦，消化不良。(《育儿汤羹粥》)

山药糊治婴幼儿腹泻

◎ 方一：新鲜山药 50～100 克（干品 10～20 克），红糖适量。制作方法：山药去皮，洗净，捣碎如泥（干品应研成粉末）。加水 150～200 毫升煮沸 10 分钟，即成糊状（煮时应不断搅拌，以免糊底）。服法：每隔 3～4 小时喂食 1 次，每次喂前均要加热。每日 1 剂，连服 3 天。另外，若将新鲜山药 50～100 克，用文火烤熟，去皮直接食用或蘸糖食用，效亦同。功效：理气，健脾，益肾。适用于婴幼儿慢性腹泻。

◎ 方二：将山药研成粉末，加水适量，于文火上熬成糊状，放入白糖或葡萄糖，新生儿每日服 2 克，半岁小儿每日 4 克，1 岁小儿每日 6 克，1－3 岁小儿每日 8 克，分 3 次服。此方治婴幼儿腹泻疗效颇佳。（《国家药典中药实用手册》）

健脾糕治小儿脾虚泄泻

◎ 山药、茯苓、芡实、莲子肉、党参各 300 克，糯米粉 1500 克，粳米粉 3000 克，白蜂蜜、白糖各 500 克。用法：先将前五味各研为极细末后和匀，再与后四味一同加水调和，置蒸笼里蒸熟后切成条状。每日晨起当早餐食之。功效：健脾强胃。对小儿脾虚胃弱，大便泄泻者

有较为显著的补益作用。(《中药方剂学》)

荔枝山药粥健脾止泻

◎ 干荔枝肉、山药各50克，白术20克，生姜3克，大米100克。制作方法：干荔枝肉、山药、白术、生姜加水适量，煎取浓汁。药汁调入煮好的大米粥中再煮片刻，入少许调料即成。咸甜随意，温食。功效：健脾止泻。适用于小儿腹泻，症见泄泻清稀，肠鸣腹痛。(《育儿汤羹粥》)

三宝粥治小儿痢疾

◎ 痢下脓血腥臭，兼下焦虚惫，气虚滑脱者用"三宝粥"服之有疗效。配方用法：生山药30克，三七（研末）1.5～3克，鸦胆子（去皮）3～5粒。先用适量水调和山药粉煮作粥，即用其粥送服三七末、鸦胆子。每日1剂，用3～5日即效。(《新编儿童食补食疗全书》)

淮山药酥治小儿久痢

◎ 淮山药250克，黑芝麻10克，白糖100克，植物油适量。用法：①淮山药去皮，切成菱角块状。黑芝麻炒香待用。②将锅烧热，放植物油，烧至油六成热时，放淮山药块入锅，炸至淮山药块外硬肉软，浮在油面时即可捞出。③烧热锅，用油滑锅，放白糖，加清水少许，煮至糖汁呈米黄色，用筷子挑起糖汁成丝状时，将淮山药块倒入，不停地翻动，使淮山药块外面包上一层糖浆，然后撒上黑芝麻即成。功用：功能健脾益肾，化湿止痢。适用于久痢伴食欲缺乏者。

萝卜莲子山药粥涩肠止痢

◎ 萝卜 100 克，莲子 30 克，山药 20 克，大米 50 克。制作方法：将萝卜洗净，切块。莲子、山药、大米分别洗净。以上原料同入锅中，加水煮粥。用法：不拘时服，佐餐食用。功效：止痢涩肠。适用于小儿痢疾的食疗。（《育儿汤羹粥》）

山药半夏粥治小儿呕吐

◎ 胃气上逆，呕吐频作，用山药半夏粥。配方用法：生山药 30 克轧细，清半夏 15 克。将清半夏用微温水淘洗数次，不使分毫有矾味。先加适量水煎半夏，取汁去渣；再于半夏煎液中加入山药粉，煎两三沸后和白砂糖食之。若为热性呕吐，则以柿霜代砂糖调服，若为胃寒呕吐，则以山药半夏粥送服干姜细末 1 ～ 2 克。

下 篇

妙用山药
治 百 病

妙用山药治小儿厌食症

　　不少的年轻父母为自己的孩子不肯吃饭而伤脑筋，无论怎样劝诱、威胁，甚至打骂都无济于事。长期厌食对小儿生长发育必然产生不利影响。厌食的原因多与喂养不当有关，如饭前吃零食，吃饭不定时，生活无规律，以及家长缺乏正确的喂养知识，片面追求高营养的滋补食物，长此以往，不仅加重了孩子的胃肠负担，也超过了脾胃正常的运化能力。中医学认为，小儿脏腑娇嫩，脾胃功能尚不健全，强喂滥补，过犹不及，致伤脾胃，终致厌食。

　　因此，注意饮食调理是治疗小儿厌食的重要措施之一。如饮食按时、定量，不要让孩子吃得过饱，少吃零食，少吃甜食及肥腻、油炸的食品；要多吃些蔬菜和水果，努力做到食物品种多样，色香味俱全等，都有利于小儿厌食症的防治。厌食的

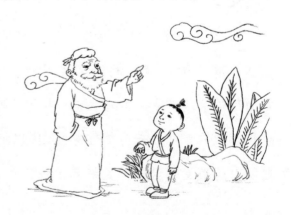

食疗应以运脾、养胃、健脾为基本原则。

鸭肫山药粥治小儿厌食

◎ 鸭肫 1 个，山药 20 克，薏苡仁、粳米各 20 克，生姜、大枣各适量。用法：将鸭肫洗净切碎，山药、薏苡仁、生姜、大枣、粳米洗净入锅加清水，武火煮开，文火慢熬，粥成加盐调味即成。功用：方中鸭肫健胃消滞，与山药、薏苡仁、粳米共熬粥，适用于由脾胃气虚，中气不足引起的厌食症。（《新编儿童食补食疗全书》）

山药内金散治小儿厌食

◎ 炒山药 200 克，鸡内金 50 克，共研细粉，加糖适量，每次 1 匙入牛奶或米粥内煮沸，每日早、晚各服 1 次。

药米健脾粉治小儿厌食

◎ 山药、薏苡仁各 250 克，芡实 200 克，大米（中稻米）500 克。制作方法：将山药去皮，薏苡仁、淮米、芡实洗净，晾干水分，炒至微黄，共研成粉末备用。服法：食用时取粉末 1 汤匙，用沸水冲泡成糊状，根据个人喜好加糖或少量盐调味，每日服 2 次。特点：软稠甜

（咸）香，适宜儿童食用。适用于小儿厌食，属脾胃气虚型，厌食拒食，面色萎黄，精神稍差，肌肉松软，大便多不成形。（《湖北中医杂志》1986 年第 12 期）

党参淮山兔肉汤补气健脾

◎ 党参、淮山药、玉竹各 20 克，兔肉 500 克，生姜 2～3 片。制作方法：党参、淮山药、玉竹洗净，稍浸泡；兔肉洗净，斩成块；与生姜一起放进瓦煲内，加入清水 3000 毫升（约 10 碗水量），先用武火煲沸后，改用文火煲约 2 个小时，调入适量食盐和生油便可。此量可供 3～4 次食用，兔肉可捞起拌入酱油佐餐用。功效：补气健脾，养阴和胃。适用于小儿胃阴不足之厌食症。（《育儿汤羹粥》）

山药米粥治小儿积食不消

◎ 干山药 50 克，大米或小黄米（又叫谷子、粟米）50 克，白糖适量。用法：将大米淘洗干净，与山药片一起碾碎，入锅，加水适量，熬成粥。每日早、晚代粥吃。功能调补脾胃，滋阴养液。功效：适用于小儿积食不消，吃饭不香，体重减轻，面黄肌瘦。

山药糕治小儿脾胃虚弱

◎ 生山药 500 克，茯苓（研末）、扁豆（研末）各 1000 克，砂仁（研末）30 克，大枣（去核）750 克，白糖适量。用法：先将山药和大枣洗净，入水中煮熟去皮，继续入水中煮烂，加茯苓末、扁豆末、砂仁末与白糖，一同共捣揉合，做成条糕，入锅内蒸熟。每日晨起当早餐食之。功效：健脾强胃，调中补虚。适用于小儿脾胃虚弱，中焦不和，乃致大便不调，胃纳不振，肌肉消瘦，神疲倦怠等。（《新编儿童食补食疗全书》）

白雪糕调理病后脾胃虚弱

◎ 山药、芡实、莲子肉（去皮心）各 120 克，大米、糯米各 1 升，白砂糖 750 克。用法：先将前五味各研为极细末后和匀，再与白砂糖一同搅拌，入蒸笼内蒸糕。随意食之。功效：调脾健胃，固本还元。用于调理病后脾胃虚弱者。（《古今医鉴》）

鸡蛋山药糕治小儿病后食少

◎ 山楂糕（市售）100 克，鸡蛋 1 枚，精细面粉 50 克，白糖 50 克。用法：先把鸡蛋打碎后不停搅拌，然后把面粉与白糖和匀，用搅拌后的鸡蛋调成糊状，匀摊于湿布之上，入蒸笼里蒸之，30分钟后取出，将山楂糕切成片状，摆地糕上，随即卷起，用干净布包扎紧，俟凉后解去包扎布，切片。随意食之。功效：健脾调中，开胃进食。适用于小儿患病之后，胃口不开，饮食无味。（《新编儿童食补食疗全书》）

胡萝卜山药内金汤健脾消食

◎ 取胡萝卜250克，淮山药20克，鸡内金110克。将胡萝卜洗净并切块，与山药、鸡内金同煮，30分钟后加入红糖少许，沸后即可服汤。胡萝卜、山药益气健脾，鸡内金开胃消食，可健脾胃助消化。适用于小儿脾胃虚弱所致的纳少、消化不良等症。（《育儿汤羹粥》）

泥鳅山药汤化食消积

◎ 泥鳅300克，山药100克，大枣5枚，生姜5克，盐3克，植物油20克。制作方法：将山药去皮后切片；大枣洗净；生姜切片；将泥鳅去肠脏后洗净，放入沸水中余烫，3分钟后捞出沥干；锅内加油烧热，倒入泥鳅翻炒至变色后，加入适量水、山药、大枣、姜片，先用大火煮沸，再改用小火继续煲煮；煮至汤熟时，加盐调味即成。佐餐食用。泥鳅山药汤，具有健脾和胃、补肾益精、止泄泻的功效，相信对缓解小儿厌食症能起到作用。

妙用山药治小儿咳喘

🪷 资生汤治小儿咳喘

◎ 小儿肺肾阴虚，喘促咳嗽，食欲不振，颧红潮热，脉虚数等，可用张氏"资生汤"：生山药 15 克，玄参 6 克，白术 4.5 克，生鸡内金 3 克，牛蒡子 4.5 克。热重加生地黄 6 克。水煎服每日 1 剂。也可配用"一味山药饮"，用生怀山药 60 克，切片，煮取药汁约 300 毫升，当茶徐徐温饮，此方对小儿气虚自汗、心悸怔忡之证亦有良效。（清·张锡纯《医学衷中参西录》）

🪷 宁嗽止喘茶润肺止咳

◎ 生怀山药 50 克，甘蔗汁 30 克，酸石榴汁 18 克，生鸡子黄 4 枚。用法：先将怀山药入水中煎煮，澄清后取清汤 1 大碗，再将甘蔗汁、石榴汁以及鸡子黄一同兑入，不停搅拌调匀，分作 3 次温服，不可过热。

功效：润肺止咳，养阴敛肺。适用于津液不足，肺燥干咳，缠绵日久，

久治不愈，渐至咳喘并作等。

 ## 花生山药薏仁粥润肺和胃

◎ 花生仁 250 克，薏苡仁 50 克，山药 50 克，粳米 50 克。制法用法：将花生仁、薏苡仁、山药和粳米，加水适量煮至粥稠为止。每日 2 次，每次食用 1 小碗。功效：清热润肺和胃。适用于小儿肺炎后期，身体虚弱，食欲不振，四肢乏力者。据临床观察，本方可调整患儿的机体抗病能力，从而达到早日康复的目的。（《新编儿童食补食疗全书》）

 ## 山药板栗炖猪肉治肺结核咳嗽痰血

◎ 山药 50 克，板栗 50 克，猪瘦肉 100 克。用法：将上三味同入锅，加水及调料炖食。每日 1 剂，分 2 次服用，连用 20 天。功效：健脾益气，滋阴补阳。用于肺结核咳嗽有痰，痰中或夹血丝，体虚乏力，心慌气短，潮热自汗。（《新编儿童食补食疗全书》）

沙参山药汤益气化痰

◎ 沙参 15 克，山药 15 克。取上药加水 550 毫升，先用武火煎沸后，改用文火煎 20 分钟，取药汁 1 次服完。每剂煎服 2 次，每日 1 剂。功效：补肺健脾，益气化痰。主治：小儿肺炎，属肺脾气虚型，病程延长，干咳少痰，咳嗽无力，低热起伏，气短多汗，纳差便溏。（《吉林中医药》1981 年第 2 期）

党参山药糯米粥润肺止咳

◎ 党参 15 克，地骨皮 30 克，山药 50 克，糯米 100 克，冰糖适量。制作方法：党参、地骨皮、山药同入锅内，加水适量浓煎 20 分钟。糯米洗净后倒入锅内同煮至粥稠，加冰糖调味。用法：每日 1 剂，早晚分服。功效：润肺健脾，止咳平喘。适用于小儿百日咳减退期。（《育儿汤羹粥》）

山药杏仁牛奶粥止咳祛痰

◎ 生山药 150 克，大米 150 克，杏仁 10 克，牛奶 250 克。制作方法：杏仁研成泥。山药洗净，去皮，切碎，与大米同煮成粥。粥将熟时兑入牛奶、杏仁泥，煮沸即成。每日分 2 ～ 3 次热饮。功效：补养脾肺，止咳祛痰。适用于小儿支气管炎恢复期，症见咳嗽无力，喉中痰鸣，食少纳差。

妙用山药治小儿遗尿

小儿遗尿又称遗溺、尿床，是小儿睡中小便自遗，醒后方觉的一种疾病。婴幼儿时期，由于生理上经脉未盛，气血未充，脏腑未坚，智力未全，对排尿的自控能力较差，学龄儿童也常因白天游戏过度、精神疲劳、睡前多饮等原因，亦可偶然发生遗尿，这些都不属病态，超过3岁，特别是5岁以上的幼童，不能自主控制排尿，熟睡时经常遗尿，轻者数夜1次，重者可1夜数次，则为病态。

芡实核桃山药粥治遗尿

◎粳米50克，山药30克，芡实20克，核桃仁20克。制作方法：将粳米洗净，山药切成块，再加入芡实及核桃仁、水，煮粥食用。功效：有健脾补肾作用，适用于脾肾两虚遗尿小儿。（《家庭用药》）

山药粳米糕治遗尿

◎　山药 250 克，山茱萸（又
名山萸肉）20 克，粳米 100 克，
蜂蜜适量。用法：将粳米、山茱萸
分别研末，山药剥皮后洗净，捣碎
如泥状。把山药泥、米粉、山茱萸
粉、蜂蜜混合，搅拌均匀，放入带
盖碗内，加盖，入锅，隔水蒸熟即可。

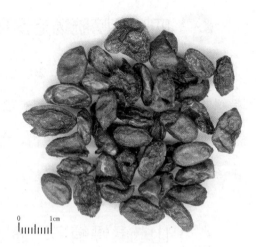

服法：药糕加热后吃，量不限，经常食用。功效：功能补脾肾，止遗尿。

山药茯苓包子治遗尿

◎　山药（干品）100 克，茯苓 100 克，面粉 200 克，白糖 200 克，
猪油、青红丝各少许。用法：将山药、茯苓一起捣碎研末，放入大碗内，
加水适量，搅成糊状，入锅，隔水蒸 30 分钟，取出，稍凉。加入面粉、
白糖、猪油、青红丝（或调味香料）少许，充分搅拌均匀，即成包子
馅。用发酵好的面团，包入馅，上笼蒸熟，即成山药茯苓包子。服法：
早餐、晚餐吃。经常食用，显效后停用。功效：补中益气，健脾和中。

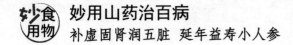

适用于小儿遗尿伴身体虚弱，食欲减少。

 四味猪膀胱汤治遗尿

◎ 山药 20 克，益智仁 20 克，芡实 20 克，莲子（去心）20 克，猪膀胱 1 具。将益智仁煎水去渣取汁，以药汁把芡实、山药、莲子浸泡 2 小时，装入洗净的猪膀胱内，文火炖熟，入盐适量调味，食猪膀胱，饮汤。功效：健脾益肾，固脬缩尿。

山药桑螵蛸汤治遗尿

◎ 益智仁 12 克，覆盆子 12 克，金樱子 12 克，五味子 6 克，莲须 9 克，杜仲 9 克，山药 12 克，党参 12 克，桑螵蛸 6 克。每日 1 剂，水煎 3 次。分早、中、晚 3 次服。一般服 3 ～ 5 剂可见效。

山药白果猪肚炖治遗尿

◎ 山药 50 克，白果 15 克，猪肚 1 只。制作方法：先将猪肚切开洗净，把白果放入猪肚中加黄酒少许，放锅中加山药及水，炖熟加盐少许即可食用。功效：健脾胃缩尿，适用于脾虚遗尿小儿。（《家庭用药》）

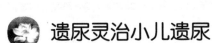 遗尿灵治小儿遗尿

◎ 山药 12 克，鹿茸 1.5 克，煅龙骨、煅牡蛎各 20 克，鸡内金 10 克，石菖蒲 6 克。用法：上药共研细末，装 0 号胶囊备用。10 岁以下者 3～4 粒，10 岁以上者 4～5 粒，每日 3 次，晚用盐开水送服。15 天为 1 个疗程，服药期间忌食生冷之物。功效：补肾健脾，开窍缩尿。主治：遗尿症，属肾气不足兼脾气虚型，睡中遗尿，量多色清，熟睡不易叫醒，神倦纳少，形寒肢冷。（《中医药研究》1995 年第 5 期）

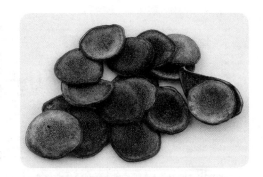

山药猪脬汤治小儿遗尿

◎山药、益智仁 (盐炒)、乌药各 60 克，猪脬 1 具。前 3 味共为细末，用纱布包好，与猪脬共炖至熟。每日分 2 次，吃肉饮汤。 本方适用于肾阳不足之遗尿。

此外，民间用鲜花生叶 10 克，山药 10 克，甘草 2 克，水煎服，每日 1～2 次。或用山药、桑螵蛸各等份，共研末，每日 2 次，每次 5 克，

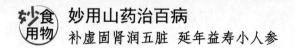

开水冲服。此二方治小儿遗尿均有良效。

妙用山药
治百病

妙用山药治小儿营养不良

山药茯苓包子治小儿营养不良

◎ 山药（研末）、茯苓（研末）、板栗（去壳，捣碎）、核桃仁（捣碎）、黑芝麻（研碎）各 100 克，白糖 300 克。用法：先将山药末与茯苓末一同用水调成糊状，然后与板栗、核桃一同置蒸笼里蒸 30 分钟，再加白糖与芝麻粉，拌匀后作馅，另用发面作皮蒸包。早晚当点心食之。功效：健脾益肾。适用于小儿先天不足，脾肾亏虚，形体瘦小，毛发不荣。（《儒门事亲》）

山药莲子汤治小儿体质虚弱

◎ 莲子、山药、薏苡仁各 30 克。将莲子、山药、薏苡仁洗净下锅，加水 500 毫升，用文火煮烂即可。用法：佐餐食用，每日 1 剂，分 2 次温服，5～7天为1个疗程。方中莲子补脾涩肠，养心益胃；山药平补脾胃；薏苡仁甘淡微寒，利水渗湿，健脾止泻。适用于小儿体质虚弱，四肢不温，神疲食少，便溏。（《育儿汤羹粥》）

 ## 山药大枣糯米粥治小儿贫血

◎ 山药18克，薏苡仁10克，荸荠粉2克，大枣5克，糯米50克，白糖50克。用法：将各种药物择去杂质备用；薏苡仁洗净下入锅内，加清水适量，置火上煮至开裂时，再将糯米、大枣洗净后同时下入锅中，煮至米烂；山药打成糊，待米烂时，边搅边洒入锅内，约隔20分钟后，再将荸荠粉下入锅中，搅匀后即可停止加热；将粥装入碗内，每碗加入白糖25克。功效：健脾益气生血，适用于小儿贫血脾虚症状明显者。

 ## 山药龙眼炖甲鱼滋阴养血

◎ 甲鱼1只（重约500克），山药30克，龙眼肉20克。用法：甲鱼杀死后去内脏洗净，鳖甲砸断，肉切成块，与山药、龙眼肉一起放入砂锅中，加水适量，煨至烂熟透。服法：吃甲鱼肉、龙眼肉，喝汤。每日1次，每剂分3次吃完。每周1剂，连服数周。功效：滋阴补肾，补脾益胃，补血安神。适用于小儿再生障碍性贫血。

六味甜蛋糕治营养不良

◎ 山药、五谷虫、莲子各 50 克，使君子、茯苓、焦山楂各 15 克，白糖适量，鸡蛋数个。用法：五谷虫置瓦上，小火焙干，山药、使君子仁炒黄。将五谷虫、山药、使君子仁、莲子、茯苓、焦山楂一起捣碎，一并研末。服法：取粉末 12 ～ 15 克，加入鸡蛋 1 个，红糖少许，水适量，搅拌均匀后，隔水蒸熟。每天 1 剂，晨起空腹食用，10 天为 1 个疗程。功效：补脾健胃，滋肾益肺。适用于小儿疳积，皮肤干燥，头发枯黄，肚大腹胀，青筋暴露，饮食不香，或伴有贫血水肿。

山药泥鳅汤治小儿疳积

◎ 活泥鳅 100 克，山药 50 克，黄芪、党参各 15 克，大枣 5 枚。用法：泥鳅放清水中，滴几滴植物油，每天换 1 次水，令泥鳅吐尽肠内脏物。1 周后取出泥鳅。锅内放入植物油适量，待十成热，加几片生姜，然后将泥鳅于锅中煎至金黄，加水 3 碗，加入黄芪、党参、山药、大枣，煎至 1 碗。服法：分 2 次饮汤吃泥鳅。经常食用至病愈止。功效：健脾胃，补肾。适用于小儿疳积，身体虚弱，易出汗，饮食不香。

山药蛋黄粳米粥健脑益智

◎ 鸡蛋 1 个，山药 25 克，粳米 60 克，大枣 6 个，糖、水各适量。制作方法：将山药、粳米洗净，山药切片，大枣洗净、去核，鸡蛋打破，去清留黄置碗内，用筷子搅散。然后将水和大枣入锅，待旺火将水烧开后再加粳米、山药，改文火熬粥至熟，起锅前再将蛋黄和糖加入并搅匀，煮沸即成。每日分 2 次服。功效：具有滋阴、润燥、健脑、安神、养血之功效。鸡蛋中的卵磷脂被消化后释放的胆碱，经过血循环很快到达脑，可增强人的记忆力，对记忆力的减退有改善作用。适宜于脑贫血及心烦失眠者食用。

枸杞山药甲鱼汤补虚润肤

◎ 甲鱼 800 克，枸杞子 30 克，山药 30 克，食盐、黄酒、葱段、生姜片、猪油各适量。制作方法：先将甲鱼杀后从头颈处割开，剖腹抽去气管，去内脏。斩去脚爪，入沸水锅中焯一下，刮去背壳的黑黏膜，剁成数块，甲鱼壳可与甲鱼肉一同放在汤锅内炖。山药洗净切片，枸杞子去杂洗净。锅中注入适量清水，放入甲鱼、枸杞子、山药、精盐、黄酒、葱段、生姜片、猪油，用旺火烧沸后改用小火慢炖至肉熟烂入味，拣去葱、生姜即成。用法：佐餐食用，分 2 ～ 3 次服。功效：润泽皮肤，美发乌发。用于小儿头发干燥枯黄、肌肤无光泽。

 ## 牛奶山药虾皮羹补钙壮骨

◎ 牛奶 200 克，山药 200 克，虾皮 50 克，调料适量。制作方法：将山药洗净，去皮，切碎，剁成泥糊状备用。虾皮洗净，泡后剁碎。锅置火上，加水适量煮沸，加入碎虾皮及调料，煨 5 ～ 10 分钟，入味后加入山药糊、牛奶，用小火煮至沸并不断搅拌（以防煳锅底）即成。用法：早餐食用。功效：补钙降压，滋润血脉，补钙壮骨。用于儿童骨骼发育不全等。（《育儿汤羹粥》）

 ## 山药核桃莲子羹补钙强体

◎ 核桃仁 300 克，莲子 300 克，黑豆 150 克，山药粉 150 克，分别研压成粉后均匀混合，加入米粉适量，每次 1 ～ 2 匙入牛奶或稀饭中煮熟成羹，每日 2 次。功效：滋阴润肠，补钙强体。适用于儿童骨骼发育不全等。

妙用山药治小儿杂病

山药青黛硼砂粥治小儿癫痫

◎ 山药 20 克，青黛 3 克，硼砂 10 克。制作方法：将山药焙干，与青黛、硼砂共研末。服法：每日 3 次，每次 1～3 克。半年未发病者每日服 2 次，一年未发病者每日服 1 次。功效：清热化痰，凉血解毒，补中益气，息风止痉。适用于小儿癫痫，或发热惊风。

山药黄芪煲龟甲调治小儿慢性肾炎

◎ 黄芪、山药、龟甲各 10 克。用法：将龟甲浮灰洗净，入锅，加水适量，文火煮 1 小时，再下入黄芪同煮 30～40 分钟，捞出龟甲、黄芪。将山药碾成粉状，倒入龟甲黄芪汤中，再将山药煮至熟。服法：趁热喝汤，山药可食，每日 1 剂。经常服用。功效：补气升阳，滋阴清热，益肾消肿。用于小儿慢性肾炎，体虚，食欲不振，精神倦怠。

薏苡仁山药粥调治小儿肾炎

◎ 薏苡仁、山药、赤小豆、白扁豆、党参各30克，大米100克。制作方法：上6味洗净，入锅加水适量，煮粥至稠厚，加入冰糖适量调味。每日1剂，连服10日。功效：健脾益气。适用于小儿肾炎恢复期。（《育儿汤羹粥》）

 ## 山药归参猪腰汤治小儿虚汗

◎ 猪腰1个，当归、党参、山药各5克。用法：将猪腰（即猪肾）从中间纵切成两片，挖除中部臊筋，切片，用清水漂去臊味，放入锅内；将党参、当归用纱布袋装好扎口同时放入锅内，加水2碗，共煮。煮沸后加姜1片，食盐少许，小火煨至猪腰熟透，捞出药袋。将山药捣碎成粉状，下入锅内，再煮沸即可。服法：喝汤吃猪腰，10岁儿童，每日1剂，其他年龄患儿可酌情增减，经常食用。功效：益气，补肾，养血。用于小儿自汗伴夜间易惊醒。

三味羊肉汤治小儿盗汗、自汗

◎ 黄芪15克，桂圆肉10克，山药15克，羊肉90克。用法：将羊肉洗净，切片或切丝。山药去皮洗净捣碎。将羊肉、山药泥、桂圆肉、黄芪一起放入砂锅，加水 2 碗，加热煮沸，改小火炖至肉烂汤浓，拣去黄芪，加入食盐、麻油少许即可。服法：吃羊肉及桂圆，喝汤。7—8 岁小儿可 1 次吃完，较小儿分 2～3 次吃完。每日 1 剂，连服 15 天为 1 个疗程。功效：补脾益肾，补气升阳，固表止汗，宁心安神。用于小儿病后体弱盗汗，亦可用于自汗，伴饮食减少者。

山药芡实蛋黄粥治小儿盗汗、自汗

◎ 山药 15 克，芡实 15 克，熟鸡子黄 1 枚，生薏苡仁 30 克，糯米 30 克。制作方法：将山药、薏苡仁、芡实研末，与淘洗干净的糯米一同入锅，加适量的水。用大火烧开，再转用小火熬煮成稀粥，加入捏碎的鸡蛋黄，混匀即成。日服 1 剂，温热食用。功效：健脾开胃，养心安神，敛汗止泻。适用于小儿自汗、盗汗，以及食欲不振、腹泻等。

核桃山药莲子豆糊治小儿盗汗伴腹泻

◎ 核桃仁 300 克，莲子肉 300 克，黑豆 150 克，山药 150 克。制作方法：把核桃仁、莲子肉、黑豆、山药分别捣碎，碾成粉状，混合均匀，置入蒸笼中蒸熟，取出晒干，装瓶密封备用。服法：取蒸粉 30～90 克（根据患儿大小而定），用冷水调成糊状，煮沸即可食用。每日 2 次，经常食用。功效：补肾健脾，收敛止汗。用于小儿盗汗伴腹泻不止。

山楂山药羹治小儿肥胖

◎ 鲜山楂 100 克，山药 200 克，湿淀粉 30 克，鲜汤、食盐、味精、麻油各适量。制作方法：将山楂去核，洗净切成薄片。山药去皮洗净，剖开，斜切成薄片。锅内加鲜汤、山药片、山楂片烧开，撇去浮沫，

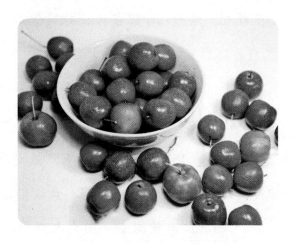

放入味精、精盐调味，用湿淀粉勾芡即成。用法：佐餐食用。功效：消食开胃，降血脂降血压。用于小儿肥胖症。

山药冬瓜皮汤治小儿水痘

◎ 山药、冬瓜皮各 30 克。用清水适量将上 2 味药煮成汤，每日分 3 次服。功效：清热解毒，健脾除湿。用于小儿水痘，夏季服用可预防痱疮及暑疖。

古代山药治病验方选粹

治脾胃虚弱，不思进饮食

◎ 山芋（注：古为山药之别称）、白术各一两（30克），人参三分（1克）。上三味，捣罗为细末，煮白面糊为丸，如小豆大，每服三十丸（9克），空心食前温米饮下。（《圣济总录·山芋丸》）

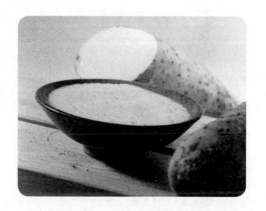

治湿热虚泄

◎ 山药、苍术各等份，饭丸，米饮服。（《濒湖经验方》）

治噤口痢

◎ 干山药一半炒黄色，半生用，研为细末，米饮调下。（《百一选方》）

治心腹虚膨

◎ 治心腹虚膨，手足厥冷，或饮过苦涩凉剂，晨朝未食先呕，或闻食即吐，不思饮食，此乃脾胃虚弱：山药一味，锉如小豆大，一半炒热，一半生用，为末，米饮调下。（《普济方》）

补下焦虚冷

◎ 补下焦虚冷，小便频数，瘦损无力：薯蓣于砂盆内研细，入铫中，以酒一大匙，熬令香，旋添酒一盏，搅令匀，空心饮之，每旦一服。（《圣惠方》）

治诸风眩晕

◎ 治诸风眩晕，益精髓，壮脾胃：薯蓣粉，同曲米酿酒；或同山茱萸、五味子、人参诸药浸酒煮饮。（《本草纲目》·山药酒）

治小便多，滑数不禁

◎ 白茯苓（去黑皮），干山药（去皮，白矾水内湛过，慢火焙干用之）。上二味，各等份，为细末，稀米饮调服。（《儒门事亲》）

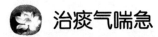

治痰气喘急

◎ 山药捣烂半碗，入甘蔗汁半碗，和匀，顿热饮之。(《简便单方》)

治肿毒

◎ 山药、蓖麻子、糯米为一处，水浸研为泥，敷肿处。(《普济方》)

治项后结核或赤肿硬痛

◎ 生山药一挺（去皮），蓖麻子二个。同研贴之。(《救急易方》)

治乳癖结块

◎ 治乳癖结块及诸痛日久，坚硬不溃：鲜山药和莒蓩（川芎）、白糖霜共捣烂涂患处。涂上后奇痒不可忍，忍之良久渐止。(《本经逢原》)

治冻疮

◎ 山药少许，于新瓦上磨为泥，涂疮口上。(《儒门事亲》)

《食物妙用》系列科普书火爆热卖

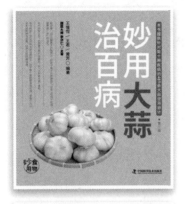

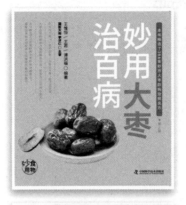

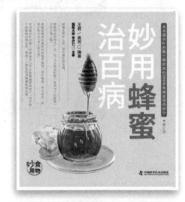

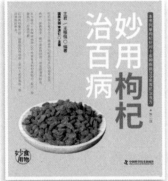

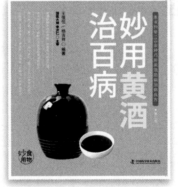

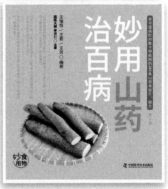

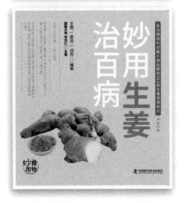

药食同源，食疗妙方数百首
食养为先，巧用食物治百病

《妙用大蒜治百病》　　　　《妙用大枣治百病》

《妙用蜂蜜治百病》　　　　《妙用枸杞治百病》

《妙用黄酒治百病》

《妙用山药治百病》

《妙用生姜治百病》